AF385574

ÉTUDES

PHYSIOLOGIQUES ET PATHOLOGIQUES

SUR LES

INFARCTUS VISCÉRAUX

ÉTUDES

PHYSIOLOGIQUES ET PATHOLOGIQUES

SUR LES

INFARCTUS VISCÉRAUX

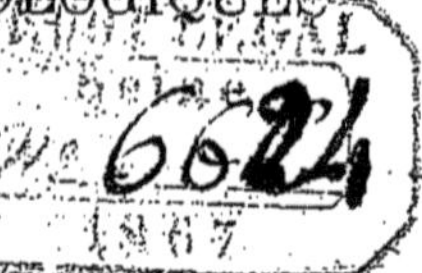

Par CHARLES LEFEUVRE

DOCTEUR EN MÉDECINE,

ANCIEN INTERNE DES HÔPITAUX DE PARIS ET DE RENNES.

PARIS

ADRIEN DELAHAYE, LIBRAIRE-ÉDITEUR

PLACE DE L'ÉCOLE-DE-MÉDECINE.

1867

AVANT-PROPOS

Le mot d'*infarctus* (d'*infarcio*, remplir, mettre dans, farcir), employé aujourd'hui pour désigner la lésion de l'embolie capillaire, était très-usité autrefois parmi les médecins de l'école humorale. Il leur servait à désigner les obstructions viscérales en général, l'obstruction vasculaire en particulier. Il s'est conservé dans la science en prenant peu à peu une signification particulière, dérivée. Nous le trouvons employé plusieurs fois par Laënnec (*Traité de l'Auscultation médiate*), pour désigner plusieurs productions morbides développées dans les organes ou dans les vaisseaux ; telles sont l'*infarctus hémoptoïque* ou apoplexie pulmonaire, l'*infarctus tuberculeux*, l'*infarctus péripneumonique ;* il désigne parfois aussi l'obstruction vasculaire, ainsi : « Dans ce cas (engorgement hémoptoïque du poumon), les veines sont quelquefois dans la partie engorgée et dans le voisinage, pleines d'un sang fortement concrété et à demi sec, sorte d'*infarctus* sur lequel nous reviendrons en parlant des maladies des vaisseaux pulmonaires. » Et plus loin : « Enfin, le pus absorbé en grande quantité par une veine peut devenir de plusieurs manières la cause d'un *infarctus sanguin*, en se mêlant au sang, le rendant moins liquide, le concrétant même par une action chimico-vitale, et en enflammant les parois des veines; ainsi que cela s'observe aux environs d'un sein cancéreux ou d'un utérus de femme nouvellement accouchée. » Ce mot d'*infarctus* était donc un mot vague, mal déterminé, s'appliquant à des altérations pathologiques très-différentes les unes des autres, et ne pouvant servir qu'à désigner une apparence

Lefeuvre.   1

que l'on ne peut mieux rendre que par le verbe dérivé français, *farcir;* masses dures qui farcissent les viscères.

Cette étude des infarctus que j'ai entreprise est pleine de difficultés ; je n'ai pas l'intention de donner une monographie complète sur ce sujet, mais seulement d'éclairer par des observations nouvelles et même par des expériences sur les animaux un certain nombre de points restés obscurs de l'histoire et surtout de la pathogénie de cette lésion. Les infarctus de la rate, du rein, des intestins ont particulièrement fixé mon attention, et je me suis attaché surtout à déterminer quelles étaient les modifications initiales de la circulation qui présidaient à la formation de ces infarctus. J'ai la confiance d'avoir atteint mon but pour la rate et les intestins.

J'espère aussi avoir rencontré la vérité pour le rein, mais j'ai le regret de n'avoir pu corroborer par un plus grand nombre d'expériences des faits qui sont en contradiction avec les résultats obtenus pour cet organe par mes chers collègues et amis MM. Prévost et Cotard.

Je dois de grands remercîments à M. le professeur Vulpian qui a bien voulu m'aider de ses conseils, à MM. Liégeois et Moreau qui m'ont fourni des facilités pour faire mes expériences ; enfin à mes amis Prévost et Nottin qui m'ont aidé de leur concours empressé et intelligent.

ÉTUDES

PHYSIOLOGIQUES ET PATHOLOGIQUES

SUR LES

INFARCTUS VISCÉRAUX

HISTORIQUE.

§ I. L'histoire des *Infarctus* est toute contemporaine. Dans les traités, même peu anciens, d'anatomie pathologique, tels que le bel ouvrage du professeur Cruveilhier, il n'est pas fait mention de cette curieuse altération morbide, ou plutôt elle s'y trouve confondue avec les productions pathologiques les plus diverses : le tubercule, le pus, le cancer, etc. Il a fallu les investigations plus minutieuses et plus délicates de la science micrographique pour pouvoir pénétrer, sous ces ressemblances trompeuses, la nature diverse d'une foule d'altérations.

Pour ce qui concerne notre sujet, je dois dire cependant que les masses jaunes que l'on considérait autrefois comme une lésion tuberculeuse de la rate et des reins, et que nous prouverons bientôt être des infarctus, avaient fait naître des doutes dans l'esprit de plusieurs observateurs habiles, parmi lesquels je citerai surtout Rayer, Cruveilhier et Barth. Cette prétendue infiltration tuberculeuse de la rate et des reins ne s'accompagnait presque jamais en effet de la production des tubercules dans les autres organes et en particulier dans les poumons; elle constituait donc une exception étrange à la loi si bien démontrée de la généralisation de l'affection tuberculeuse. On pensa que ces masses jaunes pouvaient se déposer dans la rate sous l'influence des fièvres paludéennes, dans les reins sous l'influence du vice rhumatismal; quant à déterminer leur nature intime ou leur mode de formation, on fit des suppositions basées sur des rapprochements plus ou moins ingénieux. Mais si les interprétations sont erronées, et elles devaient l'être presque nécessairement dans l'état rudimentaire où étaient alors les moyens d'exploration, les descriptions sont parfaites et entremêlées des plus fines remarques. Il sera donc intéressant de relire ces descriptions de nos maîtres; elles nous feront connaître les caractères physiques de ces altérations anatomiques et les fixeront dans notre esprit. Nous assisterons en même temps aux premières tentatives qui ont été faites pour leur trouver une explication ; et nous verrons comment l'esprit le plus ingénieux rencontre l'erreur, lorsque, se fondant sur une observation incomplète et insuffisante, il veut néanmoins en déduire une interprétation des faits.

« Les cas rapportés à la tuberculisation splénique infiltrée, dit M. Cruveilhier, me paraissent appartenir les uns à une infiltration purulente concrète du tissu de la rate, les autres à une extravasation sanguine (apoplexie splénique) par infiltration ou par foyer avec absorption de la matière colorante, double altération qui me paraît devoir être rapportée à d'anciennes fièvres intermittentes, et qui s'observe indépendamment de la tuberculisation des poumons ou d'autres organes.

« Sur le corps d'une jeune fille de vingt-deux ans, chlorotique, affectée de maladie du cœur et qui mourut de dysentérie dans mon service, j'observai les particularités suivantes. La rate, très-développée en longueur, débordait les côtes de plusieurs centimètres. Pendant la vie, la pression de cette partie inférieure de la rate était très-douloureuse; son bord antérieur présentait inférieurement trois échancrures larges et profondes.

« Or je trouvai, dans l'épaisseur de la rate, une masse jaunâtre, très-dense, occupant toute l'épaisseur de la partie inférieure de cet organe, et se prolongeant le long de son bord antérieur jusqu'à une certaine hauteur. On pouvait étudier tous les degrés de l'altération. Ici, c'étaient des masses blanches de forme peu régulière, là de petites granulations disséminées au milieu de la substance rouge de la rate. Au niveau de cette altération, le tissu splénique était plus dense que dans les parties voisines. J'ai considéré cette altération comme la conséquence de foyers d'apoplexie capillaire splénique, suite fréquente des fièvres intermittentes.

« Dans d'autres cas, l'infiltration tuberculeuse de la rate est la conséquence d'une infiltration de pus solidifié. Sur le corps d'un individu qui mourut dans un état qui avait été caractérisé de fièvre typhoïde, je trouvai dans la rate un grand nombre de masses jaunâtres que j'ai considérées comme constituées par du pus infiltré dans le tissu splénique et solidifié; et, en effet, au milieu de ces masses, j'ai trouvé un foyer purulent.

« Chez ce même sujet, un des reins présentait une masse jaunâtre, homogène aussi dense que le tissu du rein; fragile, entourée d'un cercle rouge d'injection. Cette altération, qui présentait tous les caractères de l'infiltration tuberculeuse, ne m'a paru être rien autre chose que la conséquence d'une induration par infiltration purulente, ou plutôt par la combinaison du pus solidifié avec le tissu de l'organe.

« C'est dans la même catégorie que je place une rate qui me présenta à la coupe trois masses sphéroïdales, dont la plus volumineuse, grosse comme une petite noix, débordait la surface interne de l'organe : toutes trois se révélaient avant la section de la rate par une couleur blanc jaunâtre. La ligne de démarcation était parfaitement tranchée, bien que les masses sphéroïdales présentassent à leur surface des dentelures et même des prolongements anguleux. Leur tissu fragile se déchirait par une pression moyenne. Point de suc cancéreux, point d'énucléation possible. Il y avait continuité entre les masses sphéroïdales et les parties voisines de la rate, qui semblaient se pénétrer réciproquement. De gros vaisseaux spléniques, rameux, traversaient les masses tuberculeuses comme ils traversaient les parties saines de la rate. Il était donc évident que l'altération occupait le parenchyme même de l'organe.

« Nous venons de voir combien il est difficile de distinguer de la tuberculisation proprement dite le pus infiltré et solidifié entrant dans une sorte de combinaison avec le tissu propre de la rate. Je crois même que la distinction est impossible, et que, bon gré, mal gré, on est obligé d'admettre que la matière tuberculeuse infiltrée n'est autre chose que du pus solidifié par l'absorption de sa partie la plus liquide.

« Il est une autre confusion qui peut être faite, c'est celle de la fibrine décolorée qui succède aux foyers sanguins apoplectiques de cet organe (foyers sanguins si fréquents à la suite des fièvres intermittentes) avec la matière tuberculeuse. Je dois même dire que j'ai quelque temps hésité pour la détermination de la nature des trois tumeurs spléniques de l'observation précédente entre la matière tuberculeuse ou le pus solidifié, d'une part, et d'anciens foyers apoplectiques, d'autre part. L'analyse chimique et l'observation microscopique pourront-elles résoudre cette difficulté ?

« Une autre erreur anatomique qui a été commise en ma présence, c'est la confusion des tubercules strumeux de la rate avec les tubercules cancéreux, et l'erreur est d'autant plus facile qu'il peut y avoir coexistence de tubercules strumeux de la rate et de cancer dans un autre organe. Ainsi, sur une rate appartenant à une vieille femme de la Salpêtrière, morte de cancer du foie, j'ai trouvé une altération de la rate qui n'offrait nullement les caractères du cancer, mais bien ceux de l'infiltration tuberculeuse. Cette infiltration couleur jaune-serin remontait probablement à une fièvre intermittente.

« J'ai rencontré bien souvent l'infiltration splénique tuberculeuse sans tuberculisation pulmonaire. » (Cruveilhier, *Anatomie pathologique*, 1862, t. IV.)

Il ne peut aujourd'hui s'élever aucun doute sur la nature des lésions rapportées dans les trois observations précédentes; ce sont des infarctus. La description est parfaite : masses jaunes traversées par les vaisseaux spléniques et limitées par une ligne sinueuse d'un rouge vif. La figure de l'atlas d'anatomie pathologique confirme encore notre sentiment. L'auteur a noté en outre la coïncidence de cette lésion avec une affection du cœur et une dysentérie dans le premier cas, avec une affection cancéreuse dans la troisième observation; il a mentionné les phénomènes morbides que présenta un second malade, phénomènes qui font supposer qu'il pouvait être atteint d'endocardite ulcéreuse. Dans tous ces faits il n'existait pas de tuberculisation pulmonaire.

M. Cruveilhier pense que ces masses jaunes sont le résultat d'une infiltration purulente concrète des tissus de la rate ou sont dues à une extravasation sanguine (apoplexie splénique), avec absorption de la matière colorante du sang. Il ajoute : «L'analyse chimique et l'observation microscopique pourront-elles résoudre cette difficulté? » Oui, le microscope a démontré que ces masses fibrineuses n'étaient pas formées par du pus concret, mais bien par le tissu même de l'organe tombé en dégénérescence graisseuse par défaut de nutrition. Cet anatomiste n'avait pas su rattacher cette lésion à l'oblitération des capillaires artériels; il ne songe même pas à examiner l'état des vaisseaux correspondants.

La deuxième observation (celle d'un individu qui mourut dans un état qui avait été caractérisé de fièvre typhoïde) offre l'exemple d'infarctus multiples dans la rate et d'un infarctus du rein : masse jaunâtre homogène aussi dense que le tissu du rein, fragile, entourée d'un cercle rouge d'injection. L'auteur l'appelle induration par infiltration purulente.

M. Rayer, dans son beau *Traité des maladies du rein*, étudie plus complétement ce sujet; je rapporte ici sa description qui est bien complétée par les belles figures de son atlas. Il a été frappé de rencontrer surtout cette lésion chez les rhumatisants et chez les personnes atteintes de certaines affections cardiaques qu'on peut rattacher à la diathèse rhumatismale. Il pense donc que la maladie du rein reconnaît le même principe originel; et, comme elle s'accompagne d'une hyperémie évidente de tous les tissus voisins, il la dénomme néphrite partielle rhumatismale.

«Je me crois autorisé à affirmer qu'il existe une néphrite rhumatismale.

« En examinant, après la mort, les divers organes d'individus de différents âges qui avaient succombé à des affections du cœur ou du péricarde survenues à la suite de rhumatismes, j'avais noté depuis longtemps que les reins étaient quelquefois altérés. Je fus frappé des apparences particulières que présentaient ces lésions. Si l'altération était récente, la substance corticale des reins était infiltrée en un ou plusieurs points de lymphe coagulable. Ces dépôts solides faisaient quelquefois saillie à la surface extérieure du rein où ils apparaissent comme des plaques légèrement jaunâtres, souvent entourées d'une ligne rouge plus ou moins foncée. Le volume de ces dépôts était très-variable; à la coupe, on voyait qu'ils se prolongeaient très-profondément dans l'épaisseur de la substance corticale (atlas, pl. V. fig. 2); j'en ai vu qui avaient le volume d'une grosse noix, d'autres celui d'un grain de cassis; dans tous les cas, leur limite était exactement indiquée par une ligne d'un rouge foncé qui séparait ces dépôts des parties non altérées. Les membranes extérieures du rein, dans les parties correspondantes à ces dépôts, étaient généralement injectées.

Lorsque la maladie est ancienne, les lésions de la néphrite rhumatismale ont d'autres apparences; les éminences qu'on remarque, dans le premier état, à la surface du rein sont remplacées par des dépressions plus ou moins profondes, en général d'une assez grande dimension et dont le fond est jaune (atlas, pl. IV, fig. 5, 6, 7). La coupe n'a plus la même apparence : à l'état aigu, la matière du dépôt ressemblait à la lymphe plastique des pseudo-membranes ; à l'état chronique, c'est une matière ferme, solide et qui, à l'exception de sa couleur jaune, ressemble assez bien à du tissu cellulaire condensé. Là où sont les dépressions, les membranes fibreuse et celluleuse du rein sont tellement adhérentes qu'elles ne peuvent être détachées. Quelquefois ces membranes sont généralement épaissies ; mais le plus souvent il n'existe que des épaississements partiels, reconnaissables à la saillie ou à l'opacité plus ou moins considérable de ces membranes dans les points affectés. » (Rayer, *Traité des maladies des reins*, 1re édit., 1840.)

M. Rayer n'a pas non plus examiné l'état des vaisseaux. Il pense qu'une matière organisable, la lymphe coagulable, est venue sous l'influence du vice rhumatismal se déposer dans le parenchyme du rein, appelée dans ce point par une inflammation spécifique. Bien qu'il ait quelquefois observé conjointement des ecchymoses et des extravasations sanguines du rein, il ne peut admettre que ces lésions soient de même nature. Du reste, il a parfaitement décrit et représenté la période de cicatrisation ; et cette matière jaune qui ressemble, sauf la couleur, à du tissu cellulaire condensé est bien en effet du tissu cellulaire, infiltré encore de quelques granulations graisseuses. Il rapporte un certain nombre d'observations malheureusement très-incomplètes à notre point de vue. On y voit cependant que la plupart des affections cardiaques rhumatismales pendant lesquelles on a observé cette néphrite partielle sont caractérisées par une endo-péricardite avec production de végétations granuleuses sur les valvules.

M. Barth, de son côté, a fréquemment observé les masses jaunes tuberculiformes de la rate et des reins ; il les a attentivement étudiées et les a fait représenter par le dessin. Sa conviction est qu'il faut rapporter ces lésions à des hémorrhagies interstitielles ou apoplexies parenchymateuses, analogues à celles du cerveau et des poumons.

« J'ai fréquemment, dit-il, rencontré dans mes recherches,

exposé à la Société anatomique et démontré dans mes cours, ces hémorrhagies :

1° Dans la rate, où elles constituent des épanchements plus ou moins circonscrits, d'abord rouges, qui plus tard se décolorent et forment des masses d'un blanc jaunâtre, friables, que l'on a longtemps considérées comme de gros tubercules de la rate;

2° Dans les reins, où ces dépôts fibrineux ont donné lieu aux mêmes méprises;

3° Dans le foie, où en se résorbant, elles sont remplacées par un tissu assez semblable aux corps caverneux;

4° Dans les muscles, notamment dans ceux de la paroi abdominale antérieure, qui deviennent consécutivement jaunâtres et friables;

5° Dans les capsules surrénales, dans l'ovaire, dans le placenta, dans l'épaisseur des corps fibreux de la matrice, et au milieu des masses encéphaloïdes, masses où elles forment des dépôts qui ont une fausse apparence de matière tuberculeuse, et ont donné lieu à cette opinion erronée qui les considérait comme des tubercules développés au milieu du cancer.» (Exposition des titres de M. Barth pour la chaire d'anatomie pathologique, page 19.)

M. Barth, comme on le voit, donne à toutes ces lésions une origine commune : l'hémorrhagie interstitielle. Il n'a pas su distinguer les divers modes de productions de ces altérations anatomiques; les unes dérivent des causes ordinaires qui produisent l'hémorrhagie, le traumatisme par exemple et l'altération spéciale du sang qu'on a appelée scorbutique; mais les autres, et celles-ci seules méritent pour nous le nom d'infarctus, proviennent de l'oblitération de l'artériole qui fournit la nutrition à la partie altérée de l'organe. Sans doute cette oblitération amènera quelquefois une hémorrhagie interstitielle secondaire, mais cette hémorrhagie peut manquer et n'est point caractéristique. L'infarctus est essentiellement constitué par les altérations que subissent les portions de l'organe privé de ses matériaux de nutrition; c'est quelquefois une gangrène, plus ordinairement une dégénérescence des éléments anatomiques du tissu. Nous insisterons plus loin sur le sens qu'il faut attacher à cette destruction particulière des organes vivants.

La connaissance de ces altérations pathologiques a fait depuis une quinzaine d'années d'immenses progrès qui sont dus surtout à l'étude que l'on a faite des concrétions sanguines qui se forment dans le cœur, dans les vaisseaux. On fut amené par cette étude à attacher une grande importance à la dissociation des caillots fibrineux du cœur et des artères et à la migration des parcelles qui pouvaient s'en détacher sous l'influence du courant circulatoire. On reprit et l'on remania la théorie des obstructions vasculaires. On observa surtout avec plus de soin les effets de ces obstructions vasculaires, et l'on fut étonné d'y trouver l'explication claire et simple d'une foule de lésions anatomiques et de maladies jusqu'alors inexplicables. La gangrène, dite sénile, les ramollissements du cerveau, certaines morts subites par le poumon, les infarctus viscéraux, certains états typhoïdes graves, l'infection purulente elle-même, la mélanémie, etc., etc., tant d'affections morbides si dissemblables en apparence furent rattachées à cette même cause : l'obstruction vasculaire.

Ce fut l'illustre professeur de Berlin, Virchow, qui releva cette théorie des obstructions de l'oubli où elle était tombée et la consacra par le nom plus neuf de *doctrine de la thrombose et de l'embolie.* Il lui fit prendre une importance telle qu'elle ouvrit un champ immense d'observations et d'expérimentations. Elle le conduisit à étudier avec plus de soin qu'on ne l'avait fait jusqu'alors les causes de la formation des caillots sanguins pendant la vie, à réviser et transformer les notions que l'on avait sur l'anatomie, la physiologie et la pathologie de la membrane interne des vaisseaux, et à rendre pour ainsi dire nouvelle l'histoire de l'artérite, de la phlébite et des dégénérescences graisseuses et calcaires des vaisseaux. Les théories déjà si nombreuses de l'infection purulente durent elles-mêmes faire place à la nouvelle doctrine de Virchow.

Il nous est impossible dans ce travail de suivre pas à pas les développements que prend successivement et avec rapidité cette idée de l'embolie ; bien que la question des infarctus lui soit liée de la façon la plus intime. Nous ne ferons mention dans cet historique que des principaux travaux.

Senhouse-Kirke (*Medico-chirurgical. Trans.*, tome XXXV) publia le premier un mémoire excessivement intéressant ayant pour titre : *Des effets principaux qui résultent du détachement de concrétions fibrineuses développées dans le cœur, et de leur mélange avec le sang.* Les *Archives générales de médecine* (1853, page 297) donnent une analyse détaillée de ce mémoire. Senhouse-Kirke établit par des observations nombreuses que des concrétions fibrineuses peuvent se détacher du cœur ou des gros vaisseaux, être entraînées par le courant circulatoire et aller oblitérer, à la manière d'un bouchon ou d'un piston, le calibre des vaisseaux plus petits. Les effets de cette obstruction vasculaire varient suivant qu'elle est incomplète ou qu'elle est complète, suivant aussi l'importance et la grosseur du vaisseau oblitéré. Ces lésions auront leur siége dans les organes de la grande ou de la petite circulation, selon que le bloc erratique aura son origine dans le cœur gauche ou dans le cœur droit. « Il n'hésite pas à regarder les infarctus comme dus au passage et à l'arrêt dans les petits vaisseaux de particules fibrineuses de très-petit volume. Sa conviction est fondée surtout sur la coïncidence si fréquente de ces dépôts multiples avec les dépôts fibrineux sur les valvules cardiaques. Sur les 21 cas, dit-il, où des dépôts fibrineux ont été trouvés dans la rate, les reins, ou d'autres parties qui reçoivent par des voies directes du sang du cœur gauche, il n'y a que deux cas où on n'ait pas trouvé de lésions des valvules gauches. »

Senhouse-Kirke rapporte des observations d'infarctus de rein, de la rate, du cerveau et même du poumon, dans l'obs. 3, où les productions fibrineuses existaient en même temps dans le cœur droit et dans le cœur gauche. Il cite un fait de ramollissement d'un infarctus de la rate avec rupture du kyste (obs. 3). Il note dans presque tous les cas l'oblitération de

l'artère correspondante à la lésion et décrit le caillot oblitérateur. Enfin son observation 4 est le premier exemple d'endocardite ulcéreuse compliquée d'embolies toxiques dont on
ait essayé de donner une interprétation juste.

Virchow, après avoir fait les mêmes observations que
S. Kirke touchant les concrétions sanguines du cœur et des
artères, porta spécialement son attention sur les coagulations
veineuses. Il démontra que la phlébite est rarement le point
de départ de ces coagulations veineuses; que la suppuration
de la membrane interne des veines n'existe pas, et que le
liquide puriforme que l'on rencontrait quelquefois au centre
des caillots anciens, n'était autre chose qu'une sorte d'émulsion graisseuse constituée par de la fibrine ramollie et trans-
formée. Mais s'il n'existait pas de phlébite suppurée, il fallait
renverser la théorie devenue classique de l'infection purulente; Virchow fit voir, en outre, que les matières purulentes
que l'on avait cru observer dans le sang étaient formées par
des amas de leucocythes, et non par des éléments du pus. Il
conclut de ses nombreuses recherches que l'infection purulente du sang n'existe pas, et que, pour expliquer les symptômes si variés de la pyohémie, il faut admettre un état com-
plexe dû à la leucocythose, l'ichorémie ou septicémie, enfin à
des obstructions vasculaires par des granulations fibrineuses.

Cet auteur fit connaître avec plus de précision l'inflammation dite *ulcéreuse de l'endocarde* et ses conséquences, l'état
typhoïde qui la caractérise pendant la vie et les infarctus
viscéraux que l'on observe après la mort.

Je ne m'étendrai pas davantage sur ces conséquences déri-
vées de la doctrine de Virchow, et ne rechercherai pas surtout
si elles ne sont pas quelquefois faussées par l'exagération. Je
veux me borner aux idées qui sont indispensables pour
éclairer l'histoire des *infarctus*.

Quoique les mots de thrombose et d'embolie soient devenus
aujourd'hui d'un usage vulgaire, il est bon encore de les dé-
finir, afin d'éviter toute confusion.

On nomme *embolus* tout corps étranger solide entraîné par

la circulation sanguine ; *embolie* l'obstruction vasculaire produite par ce bloc erratique (Gubler).

Thrombose est un mot qui sert à désigner la coagulation sur place du sang dans les artères ou les veines ; le coagulum lui-même porte le nom de *thrombus*.

Ce ne sont pas seulement des parcelles de fibrine détachées des caillots ou des détritus moléculaires de l'endocarde ulcéré qui peuvent former embolie ; on a vu même des végétations entières détachées du cœur, des débris de valvules suffisamment grands pour être reconnus donner lieu à des obstructions artérielles suivies d'infarctus. Les adversaires de la doctrine de Virchow n'ont pu contester du moins cette dernière variété d'embolie qui porte avec elle la marque éclatante de son origine.

Quand on eut ainsi reconnu l'importance pathologique des particules solides contenues dans le sang, on essaya de reproduire artificiellement les mêmes lésions en injectant dans les artères ou dans les veines des animaux des substances granuleuses inertes. Ces expérimentations répandirent la plus vive lumière sur les faits précédemment observés chez l'homme, et ne laissèrent plus aucune place au doute sur certaines questions qui étaient encore controversées, celles des infarctus particulièrement. Dans cette voie nouvelle de recherches expérimentales, indiquée depuis longtemps par les remarquables travaux des médecins français, Dance, Ribes, Maréchal, Cruveilhier, Sedillot, Castelnau et Ducrest, etc., sur l'infection purulente, Virchow chercha la confirmation de ses théories ; certaines d'entre elles sortirent triomphantes de cette dangereuse épreuve ; quelques-unes aussi furent loin d'en retirer une sanction suffisante. C'est ainsi que ce professeur injecta successivement dans les vaisseaux de petites boules de caoutchouc, de moelle de sureau, enfin des débris de caillots fibrineux.

D'autres expérimentateurs, dont je désignerai seulement les ouvrages, et que j'aurai plus tard l'occasion de citer, reproduisirent ces expériences en les variant et perfectionnant à l'infini; tels furent : Cohn (*Klinik der Embol.*); Panum (*Experimentelle Untersuchungen zur Physiologie und Pathologie der Embolie, Transfusion* etc., Berlin 1864); M. O. Weber (*Handbuch der Allgemeinen und speciellen Chirurgie*, redigirt v. *Dr Pitha and Dr Billroth ; Erlangen* 1865). De nouvelles expériences excessivement intéressantes ont été faites dans ces derniers temps, par le professeur Vulpian, soit au muséum d'Histoire naturelle, soit même dans son cours public à la Faculté de médecine de Paris (année 1867). Cet habile expérimentateur injectait dans les artères des spores de poudre de lycopode ou les graines plus volumineuses du tabac; ces corps inertes n'agissaient évidemment que par une action toute mécanique; ils déterminaient constamment des obstructions dans les différents départements de la circulation, obstructions qu'il était facile de vérifier par la recherche des granules végétaux; ces obstructions pouvaient déterminer une apoplexie mortelle, une asphyxie ou plutôt une syncope soudaine si elles entravaient trop entièrement la circulation cérébrale ou pulmonaire; elles produisaient des infarctus si la circulation n'était arrêtée que dans quelques branches vasculaires d'importance secondaire; enfin une oblitération incomplète, ou d'une très-petite branche n'était généralement suivie d'aucune lésion, quelquefois seulement d'un trouble fonctionnel passager.

Enfin mes collègues et amis MM. Prévost et Cotard, ont entrepris, suivant les conseils de leur savant maître M. Vulpian, une longue série d'expériences instituées dans le but de rechercher quel était le rôle des obstructions des artères cérébrales et particulièrement des embolies de ces artères dans la production des ramollissements cérébraux. Ils voulaient ainsi vérifier les assertions émises par de nombreux auteurs tant anciens que modernes (Bouillaud, Abercromby, Bright, Carlswell, Piorry, Gely, Lenoir, Vincent, Sedillot, etc.) et surtout donner une sanction à des observations très-nombreuses publiées par Virchow, Fritz, Lancereaux, etc., et par eux-mêmes.

Leurs injections de graines de tabac ont reproduit dans le cerveau des animaux presque toutes les formes et tous les degrés des ramollissements encéphaliques décrits par les auteurs ; mais ils ont amené aussi dans la plupart des cas des obstructions des artères crurales, splénique, rénales, mésentériques, coronaires du cœur et consécutivement des infarctus des organes correspondants. Ce mémoire qui a pour titre : *Études physiologiques et pathologiques sur le ramollissement cérébral,* nous sera donc d'un très-grand secours dans l'étude pratique et raisonnée que nous allons présenter des infarctus viscéraux en général et des infarctus particuliers aux principaux organes.

Nous renvoyons à notre index bibliographique, l'énumération des nombreux ouvrages qu'on peut consulter sur ce sujet.

§ II. *Obscurité que présentent encore certaines parties de l'histoire des infarctus. Délimitation du sujet.*

Nous venons de constater quelle importance immense avait acquise la doctrine de Virchow dans la pathogénie médicale, quel vif éclat elle avait projeté particulièrement sur l'histoire des infarctus ; cependant de nombreux détails sont encore restés dans l'ombre et demandent de nouvelles recherches. Sait-on bien pourquoi certaines granulations emboliques, peu différentes en apparence, produisent tantôt les lésions ordinaires de l'infection purulente, tantôt des infarctus solides accompagnés d'un état général grave adynamique semblable à la fièvre typhoïde, tantôt enfin des altérations locales, telles que la gangrène d'un orteil ou un infarctus simple de la rate ou du rein, sans retentissement général dans l'organisme ? Les détritus moléculaires de l'endocarde ulcéré, les débris des caillots de la phlébite peuvent-ils dans certains cas acquérir des propriétés toxiques pour nos tissus ? Ces maladies graves seront-elles mieux expliquées par un état général, tel par exemple que la fièvre puerpérale, capable de produire en même temps des coagulations vasculaires et des abcès métastatiques, ou même pouvant déterminer l'ulcération de l'endocarde? Pourquoi dans un cas cette tendance fatale à la suppuration; pourquoi dans l'autre cas toute absence de réaction générale de l'économie?

Si nous abandonnons aux auteurs faisant autorité dans la science le soin difficile d'interpréter l'action des causes premières et de fixer la nature des maladies que nous venons de mentionner, et si nous bornons notre étude à suivre la formation et l'évolution des infarctus viscéraux, nous aurons encore un bien vaste champ d'exploration à parcourir, et l'on peut y faire encore de nombreuses découvertes. Parviendrons-nous à donner une explication satisfaisante de la tuméfaction et de l'hyperémie vasculaire que l'on rencontre à la première période de presque tous les infarctus? Découvrirons-nous quelle impulsion dirige le processus nécrobiotique qui succède à l'oblitération artérielle, tantôt vers la métamorphose graisseuse, tantôt vers la gangrène et la putréfaction?

Nous n'avons point le temps ni la force d'élucider toutes les obscurités qui restent dans cette histoire si vaste et si peu connue des infarctus; aussi nous avons borné les développements de cette thèse à quelques points particuliers que nos observations et les recherches expérimentales que nous avons faites nous ont permis de mieux connaître. Nous éviterons de nous engager dans les interminables discussions de l'infection purulente, et nous ne citerons aussi que pour mémoire les effets produits par l'embolie pigmentaire et graisseuse.

Nous voulons seulement exposer la description des infarctus simples, montrer les particularités qu'ils présentent dans les principaux viscères; enfin faire ressortir de nos observations et de l'expérimentation des notions plus claires sur leur pathogénie.

Lefeuvre.   2

Plan du sujet. — Notre travail sera divisé en deux parties :

La première partie comprendra l'étude des infarctus en général, leur description, leur pathogénie, leur étiologie. La seconde partie fera l'histoire spéciale des infarctus dans les principaux organes : la rate, les reins, le cerveau, le cœur, les poumons, etc.

PREMIÈRE PARTIE

DES INFARCTUS EN GÉNÉRAL

Définition. — On appelle *infarctus viscéral*, l'altération anatomique d'une portion plus ou moins grande du parenchyme
d'un viscère survenant, par défaut de nutrition, à la suite de
l'oblitération du groupe artériel qui s'y rend.

CHAPITRE PREMIER

DESCRIPTION DES INFARCTUS EN GÉNÉRAL.

Les infarctus sont très-souvent multiples, c'est-à-dire disséminés dans plusieurs organes éloignés, n'ayant d'autres
rapports entre eux que les vaisseaux sanguins qui les rat-
tachent à un centre circulatoire commun ; nous verrons bientôt que ce simple rapport de canalisation, si je puis ainsi
parler, suffit pour expliquer la marche des embolies et rendre
compte de la multiplicité et de l'origine commune des infarctus.
La distribution anatomique des vaisseaux peut ainsi donner

la raison de la fréquence extrême de ces lésions dans certains viscères tels que la rate, les reins, le cerveau et de leur rareté dans les autres organes.

Nous avons déjà vu que les caractères anatomiques descriptifs de certains infarctus avaient été nettement indiqués par MM. Cruveilhier, Rayer, Barth. On trouve des descriptions beaucoup plus complètes, et qui laissent peu de choses à désirer dans les ouvrages les plus modernes, soit monographies, tels que les travaux la plupart déjà cités de Senhouse-Kirke, Virchow, Cohn, Panum, Schuzemberger, Oppolzer, Otto-Veber, Morel, Fritz, Charcot, Ball, Lancereaux, Lemarchand, Hermann, Bucquoy, Proust, Prevost et Cotard; soit traités didactiques tels que Virchow (*Pathologie cellulaire*) Rokitanski, (*Lehrbuch der path. Anat.* III, page 77, 1861), Fœrster (*Anatomie pathologique*, 2ᵉ édition). Enfin M. Vulpian, s'inspirant de tous ces travaux et les enrichissant de nombreuses et savantes réflexions, a traité de main de maître ce sujet difficile dans son cours de la Faculté, 1867. Nous puiserons largement à toutes ces sources d'enseignement; mais en nous efforçant autant que possible de vérifier chaque fait, chaque opinion par des observations bien prises, des expériences, des statistiques. Pour dresser cette statistique, nos observations personnelles étaient insuffisantes et nous avons dû rechercher dans les auteurs français et étrangers des faits plus nombreux, ayant trait aux infarctus de toute espèce; nous avons fait de ces observations un résumé aussi exact que possible, et nous l'avons disposé sous forme de tableau facile à consulter. Il ne faudrait assurément pas accorder une importance très-considérable aux données fournies par cette statistique, qui ne porte pas sur un assez grand nombre de faits (47 obs.), et qui réunit souvent sous un même chef des unités complexes ou mal définies; je crois cependant que nous pourrons en tirer plusieurs renseignements utiles. Ainsi nous remarquons tout d'abord qu'il est rare qu'on rencontre les infarctus dans un seul organe isolé (9 fois); trois, quatre ou même cinq organes différents sont ordinairement affectés à la fois de la même lésion (38 cas). Quand il n'y a qu'un seul organe d'atteint, c'est le plus souvent le cerveau; dans notre tableau statistique, ce cas ne s'est rencontré que deux fois, mais c'est parce que nous avons éliminé à dessein les observations très-nombreuses dans la science (voir mémoire de MM. Prevost et Cotard et autres), où il n'existait qu'un ramollissement du cerveau; car on aurait pu nier dans ce cas qu'il fût constitué par un infarctus. Après le cerveau, c'est le poumon qui présente le plus souvent isolément des infarctus; cela se conçoit facilement puisque cet organe est le seul aboutissant du sang veineux de la grande circulation et par conséquent des embolies qui peuvent prendre naissance dans toute cette partie du trajet circulatoire; sur les neuf cas d'infarctus d'un organe isolé que notre tableau nous donne, trois faits ont rapport au poumon; ensuite vient la rate qui donne aussi la proportion de 3 sur 9; enfin un seul cas pour le rein.

Généralement aussi on trouve plusieurs infarctus dans le même organe, mais ils sont quelquefois solitaires.

Leur volume peut varier considérablement; l'observ. 2 mentionne un infarctus de la rate qui occupe la moitié de son volume; l'observation Ire montre trois infarctus des reins à peine gros comme des lentilles; il semble d'après certains médecins qu'il puisse en exister de plus petits encore. On trouve tous les intermédiaires entre ces grandeurs extrêmes.

La position des infarctus dans le parenchyme des viscères, leur forme surtout ont attiré de bonne heure l'attention des observateurs; elles sont en effet tout à fait caractéristiques et peuvent presque toujours se ramener à un même type : celui d'un coing ou d'un cône dont la base se continue avec la surface du viscère et dont le sommet pénètre plus ou moins profondément dans son épaisseur. De même les artères, lorsqu'elles ont pénétré dans l'intérieur d'un viscère, se divisent en rameaux secondaires, puis tertiaires, enfin se résolvent en un faisceau de petits vaisseaux d'autant plus

fins et d'autant plus nombreux qu'ils s'approchent plus de la
surface du viscère; la configuration générale de ce faisceau
vasculaire peut donc être aussi assimilée à un cône qui a sa
base à la périphérie de l'organe, son sommet correspondant
intérieurement au tronc principal de la branche que l'on considère. Cette analogie de forme fut certainement une des
premières causes qui portèrent les anatomistes à rechercher
s'il n'existait pas quelques rapports étroits entre les infarctus
et la lésion du département vasculaire qui leur correspond.
Ils observèrent en effet que la forme typique de ces lésions
est modifiée dans certains organes tels que l'intestin, le poumon, le cerveau, à peu près de la même manière que la distribution générale de leur système vasculaire; ils purent donc
en conclure rigoureusement que les infarctus étaient sous la
dépendance de la disposition anatomique des vaisseaux et
chercher leur explication dans une altération morbide du
système vasculaire.

La couleur des infarctus vint encore donner plus de consistance aux inductions qu'ils avaient tirées de leur forme et de
leur position périphérique. Elle révélait clairement, dans
beaucoup de cas, la présence d'un sang coagulé, quelquefois
décoloré ou ayant subi diverses transformations connues déjà,
et qui permettaient encore de le reconnaître.

Deux couleurs principales appartiennent aux infarctus :
ils sont rouges, sanguins, foncés en couleur, quelquefois
presque noirs, ou bien ils ont une couleur claire d'un gris
jaunâtre qu'on a comparée avec justesse à celle de la peau de
chamois. Ils peuvent prendre exceptionnellement des teintes
variées indécises, bleuâtre, violacé, verdâtre, grisâtre, mou-
cheté de noir, jaune clair, etc.

Leur consistance peut aussi varier à l'infini, comme leur
couleur; ils sont généralement compactes, friables, plus denses
que le tissu sain de l'organe et présentent une section nette.
Ils ont fréquemment aussi une consistance caséeuse et se
réduisent sous la pression du doigt en pulpe molle, granuleuses; enfin ils ressemblent quelquefois à une bouillie claire

et même à du pus; dans ce cas ils donnent la sensation de la fluctuation.

En résumé, les infarctus se présentent sous deux apparences principales : ou bien ils sont rouges, sanguins, et tout à fait analogues pour l'apparence à un foyer circonscrit d'apoplexie capillaire (Cruveilhier, Barth); ou bien ils sont jaune-chamois, semblables à un dépôt de fibrine ou à un exsudat plastique. Ils ont ordinairement la grosseur d'une noisette ou d'une noix et une forme conique, telle que leur base correspond à la surface de l'organe.

Mais il importe d'étudier avec plus de détails les rapports de ces altérations morbides avec les tissus sains. D'abord leur base est rarement de niveau avec la surface de l'organe; elle peut former une saillie plus ou moins marquée, et que l'on n'observe guère que dans les infarctus rouges ou dans quelques infarctus jaunes ramollis; elle est le plus souvent déprimée, et cette dépression peut devenir telle qu'elle pénètre presque jusqu'au hile de l'organe (voir reins); dans ce cas l'infarctus prend tout à fait l'apparence d'une cicatrice qui peut se tacheter de teinte bleuâtre ou brunâtre par le dépôt de matière pigmentaire (voir reins). On apprécie bien sur une coupe toutes les modifications que subit l'infarctus dans sa couleur, sa consistance, sa forme; si on étudie cette coupe à la loupe, on y aperçoit habituellement de fines granulations et une trame organique qui n'est autre que celle du viscère lui-même; souvent cette trame, modifiée par le travail pathologique, ne laisse plus apercevoir que l'orifice de petits vaisseaux de différentes grandeurs. On voit ainsi que le parenchyme même du viscère a été saisi et englobé dans la lésion anatomique dont il fait partie très-intime; nous verrons qu'il en forme la partie constitutive elle-même.

La coupe montre encore que l'infarctus se termine brusquement au niveau du tissu sain dont il est séparé par une ligne nette, sinueuse, colorée d'un rouge vif. Cette auréole rouge, quelquefois violacée ou même d'un brun foncé, décrite déjà par les premiers auteurs, est évidemment constituée par une hyperémie active du tissu sain qui enveloppe l'infarctus, peut-être aussi par quelques extravasations sanguines. Cette hyperémie est aussi très-manifeste à la surface du viscère, surtout si on l'a décortiqué de sa membrane fibreuse ; elle forme une zone d'un rouge foncé autour de la base de l'infarctus ; en outre on peut souvent observer le développement de nombreux petits vaisseaux rouges de nouvelle formation qui s'avancent vers la partie malade, la recouvrent en partie ou même pénètrent dans son intérieur (voy. obs. I et pl.). Cette formation de nouveaux vaisseaux et cette hyperémie active indiquent donc qu'un travail inflammatoire a lieu tout autour de l'infarctus ; il est probable que ce cercle inflammatoire se produit peu de temps après le début de l'infarctus ; mais il est plus manifeste quand l'infarctus est déjà un peu ancien et décoloré.

La capsule fibreuse elle-même qui recouvre la base de l'infarctus subit l'irritation, se vascularise, s'épaissit et contracte des adhérences très-solides avec le tissu de l'organe, de telle façon qu'il est quelquefois très-difficile de l'enlever.

L'inflammation peut enfin se propager à la séreuse voisine et déterminer sur cette membrane des exsudats membraneux (voy. infarct. du poumon) ou des adhérences protectrices, (voy. rate).

Tels se présentent le plus ordinairement les infarctus ; dans les autopsies on rencontre plus rarement l'infarctus rouge que l'infarctus jaune fibrineux ; nos observations donnent la proportion de 20 infarctus rouges pour 40 infarctus jaunes durs ; encore ne mettons-nous pas en ligne de compte les infarctus du cerveau qui sont très-souvent jaunes, mais se présentent presque constamment sous forme de ramollissements. Ils rentrent plus naturellement dans la catégorie des infarctus ramollis, fluctuants, quelquefois puriformes ; ceux-ci sont dans notre relevé aussi nombreux que les infarctus sanguins, c'est-à-dire au nombre de 20, nombre auquel on pourrait encore ajouter celui de presque tous les ramollissements cérébraux, qui est de 28 dans notre relevé. Mais si on examine avec attention, on trouvera qu'il y a bien peu d'homogénéité entre les différentes unités qui composent ce dernier groupe, il suffit en effet d'examiner les dénominations par lesquelles les auteurs désignent ces altérations, et on verra que, selon leurs apparences, elles ont reçu le nom d'abcès, de foyers ou de kystes purulents, de ramollissements pulpeux, déliquescents; rouges, jaunes, blancs, etc. Il n'est donc pas étonnant que les premiers observateurs, qui n'ont pas pu suivre la filiation des métamorphoses successives des infarctus, filiation que nous étudierons dans la pathogénie, n'aient vu dans ces foyers ramollis qu'une simple altération de consistance des tissus ou qu'un kyste ou qu'un abcès. Nos observations nous présentent plusieurs exemples de ces infarctus ramollis; nous en trouvons dans la rate, les reins, le cœur, le poumon, le cerveau, etc. Le contenu de ces foyers ramollis est une bouillie plus ou moins colorée, d'un jaune sale, tirant sur le vert ou sur le rouge; ou même un liquide crémeux, granuleux, analogue à un pus mal lié, mais n'en présentant pas les éléments au microscope; il semble être formé d'une émulsion de graisse, et il tient en suspension des débris de tissu. Il est ordinaire de rencontrer à la surface de ces kystes puriformes des fausses membranes très-adhérentes et très-solides, qui préviennent leur rupture dans les grandes cavités séreuses; grâce à elles, cette rupture est un fait rare et dont nous n'avons qu'un petit nombre d'exemples : trois pour la rate, deux pour le cœur, peut-être aussi pour le poumon, s'il est vrai qu'on puisse considérer certaines gangrènes circonscrites de cet organe comme une forme des infarctus.

Il est certain que la gangrène avec putréfaction est une conséquence fréquente de l'oblitération artérielle, comme on le voit quelquefois pour l'intestin à la suite de l'obstruction des mésentériques, comme il arrive assez fréquemment pour les membres dont l'artère a subi une oblitération. Pourquoi cette même oblitération artérielle produit-elle dans les membres une gangrène sèche ou humide et ne produit-elle au sein des viscères pleins que l'altération spéciale appelée infarctus? La pathogénie essayera de nous donner la solution de ce problème difficile ; mais nous pouvons citer immédiatement une observation excessivement intéressante, qui établit la possibilité d'une transformation en foyers gangréneux des infarctus de la rate, observation tout à fait concluante qui nous forcera à chercher une autre explication que celle habituellement invoquée de l'absence du contact de l'air.

Ce fait est très-rare, je n'en ai trouvé qu'un autre cas en compulsant les diverses observations qui font la base de ce travail ; l'auteur se borne malheureusement à rapporter le fait sans aucun développement et sans appeler l'attention sur ce détail curieux. On lit dans la thèse de M. Hermann (thèse de Strasbourg 1864 : *Des lésions viscérales, suite d'embolie*) l'observation suivante tirée de la Clinique de Berlin du professeur Frerichs, 1er décembre 1860 : j'abrége tout ce qui n'a pas rapport à la rate.

Jeune femme accouchée depuis trois semaines, morte d'endocardite ulcéreuse et à l'autopsie de laquelle on a trouvé les lésions suivantes :

Cœur : endocardite diphthéritique (1) avec ulcération des valvules sigmoïdes de l'aorte, perforation de la cloison interventriculaire et infarctus multiples dans les poumons et dans la rate.

« Rate adhérente : vers la partie inférieure un infarctus étendu, dans lequel on distingue une *masse centrale libre, de couleur brunâtre* (restes *nécrosés de l'ancien infarctus hémorrhagique*), autour de laquelle s'est développée une suppuration éliminatrice. »

On trouve là évidemment une grande ressemblance avec les bourbillons de sphacèle que je vais décrire dans l'observation suivante, et dont j'ai essayé de donner une reproduction fidèle par le dessin.

(1) Les Allemands nomment diphthéritique l'inflammation des membranes qui s'accompagne d'une gangrène moléculaire superficielle.

OBSERVATION I.

Rhumatisme articulaire aigu. État puerpéral. Endo-péricardite. Remarquable lésion valvulaire. Anévrysme mixte externe du grand sinus de l'aorte. Infarctus nombreux et remarquables dans la rate et dans le rein. Gangrènes des infarctus dans la rate.

Mlle X...., âgée de 20 ans, accouchée seulement depuis quelques mois, se présente à l'Hôtel-Dieu vers le 19 novembre 1866 et est admise dans les salles de M. Maisonneuve. Elle avait un rhumatisme mono-articulaire du genou, coïncidant avec une vaginite. Bientôt la fièvre devint très-violente; la douleur envahit toutes les jointures, et la malade ne pouvait plus faire un mouvement même dans son lit. Cependant son état s'était beaucoup amélioré; les douleurs articulaires avaient presque disparu et la malade pouvait se lever, quand survint une complication grave du côté de l'abdomen. La malade prétend que ce fut à la suite d'une injection à grand courant, pratiquée pour guérir sa blennorrhée, qu'éclatèrent les douleurs vives du ventre, et on la fit passer dans le service de M. Barth avec le diagnostic : péritonite, le 7 janvier 1867..

Il y avait environ huit jours que la malade souffrait ainsi du ventre. Nous avions affaire à une péritonite subaiguë. Bien que le pouls fût très-fréquent et le facies altéré, les vomissements, assez nombreux au début, s'étaient presque complétement arrêtés; le ventre légèrement ballonné n'était pas très-douloureux à la pression. Les genoux étaient peu malades.

Une amélioration assez marquée, mais qui dura peu de jours, rendit à la malade un peu d'espoir; elle reprit un peu appétit et put même essayer de se lever, mais elle retomba bientôt plus gravement malade que primitivement.

Vers le 20 janvier, en effet, la respiration devint tout à coup difficile et embarrassée; l'examen physique de la poitrine ne révéla aucuns signes morbides dans les organes de la respiration, mais on entendit un bruit de frottement fort et net dans le péricarde, couvrant en partie les deux bruits du cœur. Cette grave complication (péricardite) précipita l'issue funeste de la maladie; les vomissements reparurent, la diarrhée qui tourmentait la malade depuis quelque temps déjà ne s'arrêta plus; le ventre devint plus douloureux, surtout dans la région de la rate, une petite quantité de sérosité commençait à se déposer dans le péritoine.

L'état général était surtout alarmant : émaciation extrême, profonde tristesse et découragement, peau chaude, sèche, comme pulvérulente, pouls faible, variant de 90 pulsations à 120 pulsations et au delà, perte complète de tout appétit, malléoles légèrement infiltrées.

Mort le 30 janvier 1867. L'intelligence de la malade fut conservée jusqu'au dernier moment.

La veille de sa mort elle rendit par l'anus quelques glaires tachées de sang. Le bruit de frottement péricardique avait peu à peu diminué, par suite du liquide épanché dans le péricarde.

Autopsie. — 1° *Thorax.* — Péricarde distendu contenant environ 400 grammes d'un liquide citrin sans flocons albumineux. Ses deux feuillets sont revêtus d'une couche de fausses membranes présentant l'aspect râpeux caractéristique, connu sous le nom de langue de chat.

Cœur légèrement hypertrophié, tissu jaunâtre moins consistant qu'à l'état normal, ne contenant aucun abcès, aucun foyer. Le ventricule gauche est le siége d'altérations remarquables, surtout au niveau des valvules sigmoïdes de l'aorte.

La valvuve droite est saine.

La postérieure présente, dans toute sa moitié gauche, sur sa face externe, de nombreuses végétations ; elle est rugueuse et tuméfiée dans cette partie. Mais c'est la valvule gauche principalement qui est altérée ; elle est trouée à son centre par une large perforation, et des bords de cette ouverture partent des végétations remarquables par leur longueur et leur épaisseur ; elles n'ont, en effet, pas moins de deux centimètres de longueur ; elles flottent dans l'orifice artériel. Elles sont irrégulières, arrondies, en forme de crêtes de coq ; l'une d'elles est creusée dans son intérieur et se laisse pénétrer par un stylet. Leur couleur est jaunâtre et leur consistance assez ferme.

Entre la valve postérieure et la valve gauche, dans l'angle de réunion de leur insertion, est une surface de un centimètre environ d'étendue, irrégulière, rugueuse et comme boursouflée. L'endocarde à ce niveau est manifestement ulcéré.

Les orifices des artères coronaires sont libres. Le sinus aortique correspondant à la valvuve sigmoïde gauche, si profondément

altérée, est notablement élargi; l'endocarde y est rouge et tuméfié.
Au fond de ce sinus se trouve un orifice de un centimètre de diamètre environ, qui conduit dans une poche anévrysmatique occupant la partie gauche de l'aorte et située dans l'espace triangu-
laire qui sépare les deux oreillettes en arrière de l'aorte en avant.
Cette poche a la grosseur d'un œuf de pigeon; elle est d'un rouge
violacé à sa surface; ses parois sont assez minces, et sa surface
intérieure, qui est d'un rouge vif, est parsemée de nombreux plis.
Dans son intérieur est un caillot noirâtre mou, qui semble d'origine récente. Son orifice est arrondi, lisse et constitué par un bord
mince et tranchant, formé par la rupture de la tunique élastique
de l'aorte.

Sur le côté gauche de cet anévrysme, et répondant à l'oreillette
gauche, se voit un petit abcès de la grosseur d'une noisette, à parois
anfractueuses, rempli d'un pus jaunâtre bien lié. Cet abcès s'est
développé dans la trame celluleuse qui sépare l'anévrysme de
l'oreillette gauche; mais ce qui le rend surtout intéressant, c'est
qu'il proémine dans cette oreillette sous forme d'une grosse pus-
tule jaunâtre, un peu au-dessus de la valvule mitrale, et qu'il
menace de s'y ouvrir. Il n'est, en effet, séparé de la cavité de
l'oreillette gauche que par une lame d'endocarde fort amincie.

Le reste du cœur paraît sain et ne contient pas de caillots anciens.

Les deux poumons n'ont aucune lésion; le gauche est seulement refoulé par la dilatation excessive du péricarde; il existe un
peu de sérosité citrine dans les deux plèvres, surtout la gauche.

2° *Abdomen*. — Le péritoine contient environ deux litres de
sérosité citrine avec une seule petite concrétion albumineuse. Le
grand épiploon est relevé de bas en haut sur l'estomac. Les intestins ainsi que le péritoine ne sont pas injectés ni enflammés.
L'utérus, la trompe, les ovaires ne présentent ni adhérences, ni
inflammation; pas de pelvi-péritonite.

Le foie est mou, sans altération appréciable de sa couleur ou
de sa texture. Mais les reins et surtout la rate sont le siége d'une
altération des plus remarquables. Celle-ci adhère fortement au
diaphragme et à l'estomac, emprisonnée par des fausses membranes résistantes; le doigt, en voulant l'arracher, pénètre dans
une cavité de son tissu, comme dans un abcès. Après l'avoir
détachée avec soin et débarrassée de ses fausses membranes, on

reconnaît, en effet, qu'elle est creusée de quatre grandes cavités du volume d'une noix, dont les unes sont ouvertes à la surface par suite de l'ablation des fausses membranes, dont les autres sont encore fermées par la tunique fibreuse de la rate. Leur paroi paraît tapissée par une fausse membrane d'un jaune brunâtre ; elles renferment une petite quantité d'une bouillie puriforme et un bourbillon gangréneux, noir et revenu sur lui-même, qui n'adhère plus que par quelques brides vasculaires. Il est facile de rompre ces brides et d'extraire le bourbillon qui présente bien tous les caractères du sphacèle, excepté l'odeur gangréneuse qui manque complétement, probablement parce que la mortification s'est faite sans le contact de l'air.

On aurait pu conserver quelques doutes sur la nature et la formation de ces kystes gangréneux, si la même rate ne nous avait pas offert deux altérations évidemment identiques, mais non encore ramollies et sphacélées. Vers les bords antérieur et postétérieur de cette rate, on peut observer, en effet, deux amas d'une substance jaunâtre, présentant à la coupe l'aspect d'un fromage finement granuleux ; ces amas sont bordés par une ligne sinueuse très-rouge, et la substance de la rate qui confine cette altération ou les kystes gangréneux est infiltrée et congestionnée. C'est bien la lésion que l'on a décrite sous le nom d'infarctus fibrineux ; seulement nous avons vu que quatre de ces masses avaient subi une véritable gangrène.

L'artère splénique et ses divisions ont été examinées avec soin. Le tronc de l'artère est vide, mais des caillots fibrineux anciens, adhérents, oblitèrent chacune des artérioles qui se rendent aux infarctus ; ces caillots, dont la longueur varie de un centimètre à un centimètre et demi, se terminent en pointe un peu avant d'arriver au lobule de la rate qui est malade.

Les deux reins ont leur volume normal, mais ils sont extraordinairement pâles et anémiés. L'un d'eux présente à sa surface trois infarctus jaunâtres de la grosseur d'un petit haricot. J'ai suivi avec soin et ouvert les petites artérioles qui se rendent à ces infarctus ; ces artérioles, en pénétrant dans la substance corticale des reins, sont dilatées par un caillot oblitérateur très-ferme et très-visible, malgré son petit volume.

Les veines splénique et émulgentes n'offrent rien d'anormal.

L'orifice du vagin est rouge et baigné de muco-pus.

Le cerveau n'a pas été examiné.

Je ne crois pas qu'on puisse contester la nature gangréneuse de ces masses noires, presque isolées au milieu d'une cavité kystique, et prouvant par les vaisseaux et trabécules encore reconnaissables dans leur tissu qu'elles avaient appartenu au parenchyme vivant de la rate. Il est vrai que ces masses nécrosées n'exhalaient pas l'odeur de la gangrène ; mais je crois que c'est parce que celle-ci s'était produite à l'abri du contact de l'air.

Il est impossible également d'admettre que cette gangrène constitue une lésion différente des infarctus par sa nature et son mode de formation. La simple inspection du viscère qui porte réunis les bourbillons sphacélés et deux masses jaunes nécrobiotiques, inspire la conviction de la parfaite identité de ces deux altérations pathologiques ; aussi ai-je voulu représenter l'organe lui-même dans une planche lithographique annexée à ce travail. On trouve enfin des bouchons fibrineux emboliques, fidèlement représentés dans mon dessin, et qui ont été la cause commune de tous ces désordres.

Il ne me reste plus qu'à mentionner une forme rare aussi de l'infarctus, mais cependant dont beaucoup d'auteurs ont parlé, entre autres Forster, Vulpian, etc. C'est l'infarctus calcifié. Un seul fait dans toutes nos observations présente cette incrustation calcaire ; l'infarctus siége dans le rein d'une vieille femme, et il a été l'objet d'une présentation intéressante à la Société de biologie. Voici comment s'expriment MM. Prévost et Cotard, les présentateurs de la pièce (*Gaz. méd.*, 1866, p. 103) :

« Dans la dernière séance, mon collègue M. Prévost et moi, nous sommes venus présenter à la Société un infarctus obtenu artificiellement chez un chien, et qui présentait au bout de dix jours une incrustation calcaire remarquable. Par une heureuse coïncidence, nous avons retrouvé des infarctus très-analogues chez deux vieilles femmes dont nous avons fait l'autopsie cette semaine.

« Nous avons pensé que cette similitude parfaite entre les lésions anatomo-pathologiques et les altérations que nous avons obtenues artificiellement pouvaient offrir quelque intérêt ; c'est ce qui nous a décidé à présenter un de ces cas à la société.

« La nommée Perrard, âgée de 83 ans, entrée à l'infirmerie de la Salpêtrière le 10 novembre 1866, avec une dyspnée extrême, succombe aux progrès d'une affection cardiaque le 22 novembre. Elle avait présenté à plusieurs reprises de l'albuminurie.

Le cœur offre une incrustation calcaire des valvules sigmoïdes de l'aorte et de la valvule mitrale qui est couverte de petits tubercules calcaires.

Une altération analogue se retrouve dans l'aorte abdominale qui est complétement ossifiée. Les artères rénales sont saines.

Rein gauche. — Une vaste cicatrice blanchâtre, rétractée, existe à sa partie moyenne ; si l'on fait une coupe perpendiculaire à la surface du rein, on voit que cette cicatrice s'étend jusqu'au bassinet ; en examinant à la loupe la coupe de cette cicatrice, on aperçoit, à sa partie la plus externe, des grains qui représentent les glomérules, et du côté du bassinet des stries jaunâtres parallèles, qui paraissent être les vestiges de la substance médullaire.

L'artère qui correspond à l'infarctus est oblitérée par un bouchon adhérent aux parois de l'artère, et formé de fibrine en voie de régression.

En examinant au microscope une coupe mince dans l'infarctus, on observe du côté de la surface des reins des grains arrondis, opaques, disposés en séries et qui paraissent être des glomérules, et çà et là quelques tubuli contractés, pétrifiés et ayant subi divers degrés d'atrophie.

Dans la partie de l'infarctus correspondant à la substance tubuleuse, les tubes incrustés se présentent sous forme de lignes noires et opaques, interrompues par place.

Tous ces éléments sont séparés par une trame fibreuse dont on aperçoit facilement les noyaux en ajoutant de l'acide acétique à ces préparations.

La nature calcaire de l'incrustation est démontrée par la réaction de l'acide sulfurique qui détermine une légère effervescence, rend les éléments transparents, et donne naissance à des aiguilles caractéristiques de sulfate de chaux. »

Mon cher collègue M. Prévost m'a fait examiner un rein de

chien dans lequel l'injection de graines de tabac avait déterminé, au bout de dix jours, la formation d'une incrustation calcaire. J'ai pu observer par moi-même sur une coupe microscopique la disposition du calcaire et la réaction de l'acide sulfurique.

On doit encore rapporter aux infarctus certaines cicatrices, quelquefois profondes, déprimées, qui succèdent à la résorption des éléments anatomiques devenus graisseux dans les infarctus. On les rencontre le plus ordinairement sur les reins où elles ont été vues et bien décrites par M. Rayer; on en trouve aussi sur la rate, le foie, les poumons, etc. Dans le cerveau elles constituent ce qu'on a désigné sous le nom de plaques jaunes, lésions cicatricielles de certains ramollissements de cet organe. On peut trouver plusieurs cicatrices sur le même organe ; leur nombre cependant dépasse rarement le chiffre de 4 ou 5. Les unes ne se font remarquer que par une légère dépression de la surface du viscère, qui a subi à ce niveau une sorte de froncement ; les autres s'enfoncent profondément dans le parenchyme de l'organe, dans lequel elles déterminent une perte de substance considérable ; elles peuvent même dans la rate se déprimer jusqu'au hile, dans le rein jusqu'au bassinet et donner à l'organe une apparence lobulaire. Leur couleur est généralement d'un jaune assez éclatant, et, comme l'a remarqué M. Rayer, leur coupe présente tout à fait l'aspect d'un tissu cellulaire condensé. Il arrive fréquemment qu'il se dépose des granules pigmentaires à la surface ou à la périphérie de la cicatrice qui donnent à celle-ci une tête bleuâtre ardoisée, ou produisent des taches d'un gris brunâtre. La capsule fibreuse est trés-épaissie et adhère fortement au tissu de la cicatrice et quelquefois aussi aux organes environnants.

Nous avons rencontré ces cicatrices dans bon nombre de nos observations, et leur coïncidence avec d'autres infarctus parvenus à un degré moins avancé suffirait seule, il nous semble, pour leur attribuer une même nature. Nous verrons dans l'article suivant comment se forment ces cicatrices.

Lefeuvre.

CHAPITRE II

PATHOGÉNIE

§ I. — *Du rôle des oblitérations vasculaires dans la formation des infarctus.*

Nous avons défini l'infarctus viscéral : l'altération anatomique d'une portion plus ou moins grande du parenchyme d'un viscère survenant par défaut de nutrition à la suite de l'obstruction du groupe artériel qui s'y rend.

Nous devons justifier et développer cette définition : 1° en prouvant la nécessité de l'oblitération, 2° en suivant pas à pas les changements successifs qu'elle détermine dans la nutrition des tissus. Est-il besoin de prouver aujourd'hui que l'infarctus a pour point de départ une oblitération artérielle? Depuis Hodgkin, Jackson, Rokitansky, Senhouse-Kirke, Virchow, etc., qui ont, les premiers, signalé les rapports de ces lésions avec les maladies du cœur, et leur ont reconnu pour cause l'obstruction vasculaire, il n'est plus possible de leur disputer une semblable origine. L'attention, éveillée par les recherches de ces premiers observateurs, porta leurs successeurs à examiner avec plus de soin les petits vaisseaux qui correspondaient aux infarctus, et il n'est guère de cas où cette recherche minutieuse n'ait pas amené la découverte d'une ou plusieurs obstructions vasculaires. Dans la plupart des observations, l'oblitération est évidente.

Ainsi, dans la grande majorité des cas, la lésion anatomique appelée infarctus est accompagnée d'une oblitération d'une ou plusieurs artérioles par un caillot sanguin. Quelques auteurs ont admis que cette coagulation vasculaire était toujours secondaire et déterminée par la maladie du parenchyme, comme

cela se voit, par exemple, autour de certains foyers gangréneux; mais il est facile de démontrer, par les faits, que cette
obstruction qui accompagne les infarctus a quelquefois été
produite par une substance embolique facilement reconnais-
sable comme une végétation cardiaque, un morceau de valvule; cette espèce d'oblitération par embolie ne peut pas du
moins être expliquée par la lésion locale du parenchyme.
Pour les cas de thromboses simples, il est plus difficile de
prouver que la coagulation n'est pas l'effet de l'affection locale; on est tenté de l'admettre par analogie, puisque l'alté-
tion anatomique qu'elle accompagne est la même absolument
que celle qui est produite par l'oblitération embolique. On a
donné une autre bonne raison tirée de la forme du caillot ob-
turateur. Si la coagulation provenait, comme on l'assure dans
la théorie que je combats, d'une irritation ou de toute autre
action ayant son point de départ dans le tissu même de l'organe malade, le coagulum devrait se continuer de proche
en proche jusqu'à cette partie primitivement affectée. Cela ne
se voit pas le plus souvent; au contraire, le caillot présente du côté du cœur une grosse extrémité mousse ou ar-
rondie, tandis que du côté de l'infarctus, il s'effile en une
pointe déliée qui se prolonge rarement jusqu'en ce point. Cette
disposition du caillot que j'ai notée dans plusieurs de mes observations, est représentée dans la planche lithographique de
cet ouvrage : l'observation II en fournit un autre exemple
remarquable.

Donc ce n'est pas l'infarctus qui détermine consécutivement
l'oblitération des artères qui lui correspondent. Il n'est rien
de plus simple que de démontrer la proposition contraire, et
je cite immédiatement la démonstration la plus frappante :
c'est qu'on peut produire à volonté, chez les animaux, des
infarctus entièrement semblables à ceux de l'homme; il suffit
pour cela d'*oblitérer artificiellement* certaines petites artérioles.
De semblables expériences ont été faites maintes fois, et toujours avec un plein succès; je rapporterai bientôt les expérimentations auxquelles je me suis livré moi-même. Toutes

confirment ma proposition, à savoir : que les oblitérations artérielles peuvent donner lieu à des infarctus viscéraux.

Mais je pense qu'il n'est pas nécessaire de développer cette argumentation, soulevée autrefois par les adversaires de la doctrine de Virchow ; l'embolie est un fait indiscutable aujourd'hui, et les altérations des viscères appelées infarctus en sont la conséquence. Nous nous bornerons à examiner les deux propositions suivantes :

1° L'oblitération artérielle produit-elle toujours l'infarctus ?

2° L'infarctus ne peut-il être produit que par l'oblitération des artères ?

L'oblitération artérielle peut produire encore certains ramollissements, des gangrènes sèches ou humides, altérations que nous démontrerons ne pas différer essentiellement des infarctus ; dans quelques circonstances enfin, l'oblitération ne déterminera aucune lésion ; on comprend tout de suite que ce dernier cas se présentera toutes les fois qu'une circulation collatérale supplémentaire suffisante parviendra à s'établir.

Il est bien difficile de donner une solution à notre seconde proposition ; rien ne prouve en effet qu'une autre cause, telle, par exemple, qu'un arrêt dans la circulation veineuse, une paralysie vaso-motrice, soit incapable de donner lieu au vice de nutrition qui produit l'infarctus. Cette même question est encore agitée et non résolue pour la gangrène des membres ; certains médecins, en effet, admettent la gangrène par coagulation du sang dans les veines, tout en reconnaissant qu'elle est rare ; moi-même je crois en avoir observé un cas cette année (1867), pendant mon internat dans le service du Dr Barth à l'Hôtel-Dieu. Nous devons donc nous garder de nous prononcer à ce sujet, et attendre que des faits bien constatés viennent nous faire connaître d'autres causes nouvelles de la production des infarctus. Nous pouvons seulement affirmer avec certitude l'action suffisante de l'oblitération artérielle et rapporter à cette cause l'immense majorité des faits observés.

§ II. — *Phénomènes initiaux des infarctus. Expériences.*

Il nous reste maintenant à pénétrer les différentes modifications internes qui surviennent dans une portion d'un parenchyme viscéral privé de sa circulation artérielle. Les beaux travaux de Virchow ont parfaitement démontré que cette portion de tissu, privée de nutrition suffisante, subit dans les viscères une dégénérescence graisseuse qui aboutit, au bout d'un certain temps, à la destruction complète de tous les éléments anatomiques; nous verrons plus tard en quoi ce processus, qui a reçu de Virchow le nom caractéristique de nécrobiose, diffère de la gangrène ordinaire.

Personne ne met en doute cette métamorphose régressive des infractus; si en effet on examine au microscope une de ces altérations anatomiques; pourvu qu'elle soit un peu ancienne, on aura de la peine à reconnaître les éléments constitutifs des tissus de l'organe qui seront devenus granuleux, opaques et masqués, sinon remplacés, par d'innombrables gouttelettes de graisse.

Mais si on est d'accord sur le phénomène ultime, c'est-à-dire la transformation graisseuse d'une portion vivante, on ne rencontre qu'obscurité et contradiction dans les faits eux-mêmes qu'on a observés et nécessairement aussi dans les opinions que l'on a émises pour expliquer la succession et la filiation des changements qui se passent dans cette partie du tissu vivant, depuis le moment où elle est privée de sa circulation artérielle, jusqu'à celui où, réduite en une émulsion graisseuse, elle est absorbée par les capillaires voisins.

Après avoir compulsé nombre d'observations, médité nombre d'expériences, j'ai compris dans quelle confusion étaient tombés nécessairement les auteurs qui ont eu à traiter ce difficile sujet; j'ai compris aussi que je ne pouvais en sortir qu'en instituant moi-même de nouvelles expériences, ayant surtout pour but de déterminer nettement les phénomènes qui se passent dans la partie du système vasculaire sanguin, située au delà de l'oblitération artérielle; ces phénomènes se manifestent extérieurement par des modifications de couleur ou de volume différemment aperçues et différemment interprétées par la plupart des expérimentateurs. Il s'agissait surtout en effet de savoir si les infarctus étaient rouges, sanguins au premier moment de leur formation; ou si au contraire leur début était marqué par une anémie ou pâleur du parenchyme correspondant à l'artère oblitérée. Les uns voulaient que ce phénomène initial fût le même pour tout les organes : suivant cette opinion, tout infarctus a été infarctus rouge sanguin à son début, et il ne devient jaune que plus tard, par suite de la décoloration des globules rouges restés inclus dans son parenchyme, par suite aussi des gouttes de graisse qui s'y déposent (Rokitansky); ou bien l'anémie suit toujours immédiatement dans tous les organes l'oblitération des artères : tout infarctus est pâle à son commencement, et peut garder jusqu'à la fin cette teinte, jaunie seulement par le dépôt des granulations graisseuses; cependant les infarctus peuvent devenir rouges accidentellement, par suite d'une hyperémie collatérale secondaire, ou d'une extravasation sanguine (Beckmann).

Les autres (Cohn, Foerster), admettaient que ce phénomène initial varie suivant les organes, qu'il est un effet de leur structure particulière : ainsi ces auteurs reconnaissaient que les infarctus se manifestent d'abord dans la rate par un noyau rouge, dans les reins par une tache pâle. Voyez quelle différence existe en effet entre le système vasculaire de la rate formé de départements indépendants, sans aucune communication anastomotique, compliqué d'une sorte de disposition caverneuse peu connue, et la circulation du rein dans les différents lobes sont rendus solidaires par des anastomoses manifestes et nombreuses. N'était-il pas naturel de penser que cette modification profonde de structure pouvait modifier aussi un phénomène de circulation et faire paraître rouge dans la rate l'infarctus qui est pâle dans le rein.

Les observations, même les plus minutieusement prises,

n'auraient pu résoudre cette question ; elles décrivent très-exactement tantôt des infarctus rouges, tantôt des infarctus jaunes, soit du rein, soit de la rate, mais on ne peut connaître que très-approximativement l'âge de ces lésions, encore moins savoir si l'une a été précédée par l'autre ; on ne peut que faire des hypothèses.

Mes chers collègues et amis Prévost et Cotard, dans leur remarquable mémoire sur le Ramollissement cérébral, exposent le résultat de nombreuses expériences, dans lesquelles ils ont obtenu des infarctus multiples, à la suite de l'injection de graines de tabac dans le système artériel des chiens. Ces chiens mouraient ou étaient sacrifiés au bout d'un ou plusieurs jours ; ils en ont conservé un jusqu'à dix jours. Rien n'était donc plus facile que de suivre, pour ainsi dire, pas à pas, la marche de l'altération. Ils eurent même une fois l'heureuse idée d'ouvrir le ventre de l'animal aussitôt après avoir achevé l'injection, et ils virent avec étonnement la rate se couvrir de plaques saillantes voilacées et purent constater même sur le vivant que les artères correspondant à ces plaques étaient oblitérées ; l'infarctus s'était donc fait sous leurs yeux. Malheureusement la capsule du rein ne leur permit pas, à cause de son opacité, de voir si des modifications semblables survenaient du côté du rein, et ils n'eurent pas l'idée de le décortiquer.

Les faits qu'ils ont fait ressortir de ces expériences sont les suivants :

1° *Pour la rate.* — L'infarctus se montrait d'abord sous forme « de taches, de coloration rouge brunâtre, faisant saillie à la surface de l'organe et présentant des bords nettement limités ; à la coupe, la substance splénique offrait un ramollissement manifeste.

« Quand la lésion était plus ancienne, (exp. IX), les parties frappées d'infarctus étaient plus blanches, plus indurées et présentaient même une certaine rétraction. »

2° *Pour les reins.* — « Nous devons d'abord dire que dans tous les cas nous avons trouvé une oblitération de l'artériole correspondant à l'infarctus.

«Quand la mort de l'animal est survenue peu de temps après l'injection, nous avons trouvé sur l'organe décortiqué *des taches pâles*, présentant des bords sinueux et entourées de parties fortement congestionnées; quelquefois au centre de la partie se trouvait un piqueté de congestion. A la coupe, la substance rénale offrait au niveau des infarctus une consistance moindre que dans les autres parties de l'organe et même était quelquefois réduite en une sorte de bouillie; on voyait en outre, à la coupe, les pyramides correspondant à la partie anémiée de la substance corticale, très-fortement injectées et formant des cônes rouges, dont la base se dirigeait vers la surface et le sommet vers le bassinet.

«L'examen microscopique de ces infarctus récents nous y fit voir des débris de tubes rénaux, mélangés de globules sanguins; les tubes ne présentaient pas un nombre de granulations graisseuses plus considérable que dans le reste de l'organe. Nous trouvions quelquefois quelques tubes isolés remplis de granulations graisseuses; mais, chez le chien, cette particularité se trouve même à l'état sain, et ces tubes gros, isolés, se trouvaient aussi bien dans la partie saine que dans la partie malade de l'organe.»

Je ne continue pas de citer les autres organes, car c'est surtout sur la rate et le rein que je désire faire porter mes recherches, comme je l'ai déjà dit. Bien que ces résultats fussent nettement exposés et qu'ils fussent entourés de toutes les garanties possibles d'habileté et de bonne foi scientifique de la part des expérimentateurs, je résolus cependant de voir par moi-même et de refaire sortout la seule expérience dans laquelle ils avaient pu voir l'infarctus se former sous leurs yeux. Mon ami, M. Prévost, voulut bien répéter lui-même devant moi cette expérience, dont voici le compte rendu.

EXPÉRIENCE I, *pratiquée sur un chien terrier de forte taille, le 13 juillet 1867, à midi.*

Injection dans l'artère crurale droite de quelques grammes d'eau tenant en suspension une forte pincée de graines de tabac. L'injection est poussée assez fortement par le bout central de l'artère vers le cœur.

On ouvre immédiatement après le ventre de l'animal par une incision pratiquée le long de la ligne blanche. Les intestins et la rate font hernie par cette ouverture. Une minute environ s'était écoulée depuis l'injection.

La rate est assez fortement violacée, turgescente; sa surface externe présente quelques petites bosselures peu prononcées d'abord, mais que nous voyons bientôt grossir et s'accroître sous nos yeux. Au bout de deux minutes, quelques-unes d'entre elles faisaient une saillie de presque un demi-centimètre; leur couleur devenait aussi plus foncée, plus violacée que le reste de la surface splénique. Elles semblaient être produites par une sorte de turgescence sanguine. Ces plaques violacées, turgescentes, étaient au nombre de sept, séparées par un nombre égal d'espaces sains; sept artérioles correspondant à ces tuméfactions de la rate se trouvèrent à l'autopsie oblitérées par des graines de tabac, tandis que celles qui correspondaient aux espaces intermédiaires restaient parfaitement perméables. La transparence des vaisseaux et du mésentère permettait de constater un grand nombre de ces oblitérations, même sur le vivant.

Les intestins étaient un peu hyperémiés dans certains endroits mal définis; mais, bien qu'il fût possible d'apercevoir les graines de tabac dans certaines branches de la mésentérique, nous ne fûmes frappés d'aucune altération immédiate manifeste et qu'on pût attribuer à l'injection. Notre attention était d'ailleurs particulièrement fixée sur la rate. Nous essayâmes en vain d'apercevoir quelques modifications survenues dans le rein, sa capsule fibreuse est trop épaisse et masque tout. Après quelques minutes, la rate conservant toujours ses saillies turgescentes, les viscères sont rentrés dans l'abdomen, dont on pratique la suture.

Mort du chien dans la nuit suivante, autopsie le 14 juillet à midi, par conséquent de cinq à dix heures après la mort, dix-sept heures ou, au plus, vingt-trois heures après l'injection.

Rigidité cadavérique prononcée, chaleur conservée, légère péritonite adhésive.

Le ventre contient une assez grande quantité de sang, qui ne peut provenir que d'une exhalation à la surface des organes, car nous n'avons lésé aucune artère.

Rate. — Mêmes plaques d'infarctus que la veille, mais paraissant plus saillantes, plus noires et plus compactes; dans l'intervalle, le tissu sain semble être revenu sur lui-même et il est plus pâle. Une coupe pratiquée sur le centre de l'une des plaques les plus saillantes montre que l'infarctus est composé d'un tissu assez homogène, ferme, noir, violacé, tacheté de petits points blancs qui sont les corpuscules de Malpighi. La coloration est bien la même au centre qu'à la périphérie; ce centre n'est pas anémié, et il n'existe pas d'hyperémie collatérale autour du noyau d'infarctus.

Reins. — Sont très-ramollis et comme en putréfaction; l'un d'eux est presque complétement réduit en bouillie; il est très-congestionné et présente même en deux points un petit foyer sanguin contenant un coagulum noir de la grosseur d'un pois. Presque toutes les artérioles sont oblitérées par les graines de tabac.

L'autre rein est un peu moins malade; de nombreuses branches de l'artère sont oblitérées et dilatées par les graines jusque dans le bassinet. A ces branches semblent correspondre des taches d'un gris pâle anémique, séparées par un bord net sinueux du reste de l'organe, qui est partout ailleurs fortement congestionné. Sur une coupe, l'infarctus présente la même teinte grisâtre et paraît un peu plus mou que le parenchyme voisin. A chaque infarctus correspond un cône médullaire très-fortement coloré en rouge noir, soit par de l'hyperémie, soit même par une extravasation sanguine.

Intestins. — L'intestin grêle présente une anse presque complétement gangrénée; elle est affaissée, amincie, colorée en noir par l'imbibition, ramollie et se déchirant avec une extrême facilité, en tout semblable enfin au sphacèle qui succède à l'étranglement herniaire. Deux ou trois autres parties des intestins étaient aussi très-malades. A toutes ces portions correspondaient toujours des artères oblitérées, et rien de semblable n'avait lieu pour les portions saines. Dans les parties oblitérées existait une stase veineuse assez considérable et une transsudation sanguine disposée le long des vaisseaux.

Foie. — Congestionné sans infarctus.

Poumons. — Tachetés de petits points noirs apoplectiques.

— Comme on le voit, cette expérience est pleinement confirmative des faits qui avaient été vus d'abord par MM. Prévost et Cotard. Elle établit d'une manière certaine que les portions de la rate qui correspondent à des artères oblitérées deviennent turgescentes presque immédiatement après l'oblitération et sans passer auparavant par un stade d'anémie.

Mais nous savons que la rate est un viscère très-contractile; peut-être pourrait-on nous objecter que le simple contact de l'air ou des mains peut faire contracter les parties saines et déterminer artificiellement des saillies dans les parties oblitérées, qui deviendraient d'autant plus saillantes que la rétraction du tissu environnant serait plus considérable; cette explication ne serait soutenable qu'à la condition d'admettre ou une coagulation immédiate du sang dans les portions oblitérées, ou une paralysie locale des fibres musculaires. Cette nouvelle théorie, bien qu'elle ait quelque vérité, sera complétement renversée par notre seconde expérience.

Expérience II, *faite en présence du Dr Liégeois.*

On commence par ouvrir le ventre du chien et découvrir la rate; cet organe se contracte manifestement, de façon à diminuer presque de la moitié de son volume; sa surface se couvre de très-petites bosselures d'une couleur rouge-brun homogène, ce qui lui donne l'aspect d'une peau de chagrin. Les intestins sont rosés.

On essaie pendant assez longtemps d'oblitérer par des serres-fines ou des ligatures quelques-unes des artérioles de la rate ou des intestins; mais il est excessivement difficile de distinguer les artères de leurs veines et surtout de les isoler les unes des autres; nos tentatives n'obtiennent aucun bon résultat.

Nous pratiquons alors dans la carotide gauche une injection d'eau tenant en suspension des graines de tabac. L'animal ne pousse aucun cri et semble ne rien sentir. Au bout d'une ou deux minutes, la rate, qui était très-rétractée, présente, malgré cette

rétraction, trois plaques violacées, turgescentes, allongées de haut
en bas, comprenant des tranches entières de l'organe ; ces tuméfactions sont tout à fait semblables à celles que nous avons obtenues dans notre première expérience. On a pu aussi sentir à
travers le mésentère des graines de tabac dans une des artères
correspondant à ces plaques.

En même temps l'intestin grêle, dans une étendue de 10 à 15
centimètres, devient pâle et presque complétement exsangue. Cette
anse est en rapport avec un groupe de divisions de l'artère mésentérique oblitérées par un grand nombre de graines de tabac. On
étale cette anse et on examine attentivement ce qui se passe pendant environ un bon quart d'heure. On voit d'abord les veines
correspondant aux artères oblitérées se distendre par un sang
noir. Puis les artères collatérales qui ne sont pas oblitérées se
remplissent d'une plus grande quantité de sang qui injecte et dilate
leurs plus fins capillaires, soit dans le mésentère, soit sur les tuniques intestinales elles-mêmes. Cette hyperémie se propage de
proche en proche par le moyen des anastomoses des vaisseaux,
mais elle marche avec lenteur et ne peut parvenir jusqu'au milieu
de l'anse anémiée. Enfin, au bout de vingt minutes à une demi-
heure, l'anse intestinale malade commence à revêtir la teinte rouge
livide que l'on observe dans certains étranglements herniaires.
Cette teinte semble dépendre d'une sorte d'imbibition des tuniques
de l'intestin par la transsudation du sang à travers la paroi rompue
ou altérée des vaisseaux. Cette transsudation est surtout très-
visible dans le mésentère, où elle est disposée en bandes allongées
le long du trajet des vaisseaux.

Nous voulûmes aussi voir sur le vivant ce qui se passait dans les
reins. Pour cela, il nous fallut décortiquer l'un des reins, ce qui
ne donne pas lieu à une hémorrhagie considérable, comme nous
l'aurions cru. Le tissu de cet organe était le siége d'une congestion
générale qui lui donnait une couleur rouge-brun très-foncé. On
pouvait déjà observer un certain nombre de taches anémiques,
dont trois principales occupant les deux extrémités et la face
externe. Leur pâleur se prononça de plus en plus, et au bout d'un
quart d'heure environ ces plaques présentaient une couleur d'un
gris-jaunâtre bien homogène, tranchant par un bord net, souvent
sinueux avec le tissu périphérique congestionné. La tache qui
occupait la face externe avait tout à fait l'aspect anfractueux que

décrivent les auteurs, et qui est représenté dans le mémoire de
MM. Prévost et Cotard, pl. I, fig. 1, fig. 2 ; sa surface n'était ni saillante ni déprimée. Cette tache anémique devait évidemment correspondre aux artères oblitérées, ainsi que cela avait été constaté
dans notre première expérience et dans toutes celles que j'ai men-
tionnées jusqu'ici. Cependant je dirai tout de suite qu'à l'autopsie
je trouvai des graines de tabac dans toutes les artères interlobu-
laires ; tout leur tronc en était farci.

Au bout d'une demi-heure environ le chien est sacrifié, puis on
procède à l'autopsie.

J'enlève d'abord la rate ; à peine avais-je achevé la section des
vaisseaux que je coupe aussi loin que possible de l'organe, que les
*plaques tuméfiées des infarctus s'affaissent et disparaissent sans laisser
aucune trace.* La rate, extirpée, est très-revenue sur elle-même et sa
surface parfaitement homogène, ainsi que son intérieur. Il ne m'est
pas difficile de retrouver l'oblitération dans les branches artérielles
que j'avais remarqué correspondre aux infarctus disparus, tandis
que les autres branches sont restées perméables.

Le rein gauche est enlevé de la même manière ; les taches anémiques, qui étaient devenues plus confuses au moment de la mort,
sont à peine reconnaissables après cette ablation. Le rein a repris
un aspect violacé uniforme.

Le rein droit est extirpé après ligature préalable des vaisseaux
et examiné seulement le lendemain matin. Il présente, par places,
des taches anémiques, des taches rouges congestives, sans qu'il
soit possible d'en rien conclure, car toutes ses artérioles interlo-
bulaires sont oblitérées par les graines de tabac, de même que
celles du rein gauche.

Ces deux expériences prouvent évidemment ;
1° Qu'à chaque artériole de la rate oblitérée par un grain de
tabac correspond une plaque turgescente violacée d'une apparence homogène sans anémie au centre, sans hyperémie à la
circonférence, le tissu voisin restant aussi sain que possible.

2° Que cette tuméfaction est le premier phénomène appréciable ; qu'il survient presque immédiatement sans être précédé
ni suivi par de l'anémie de la partie correspondante à l'oblitération.

3° Que cette tuméfaction locale de la rate n'est pas constituée par du sang coagulé dans les vaisseaux ni extravasé dans le tissu splénique, puisqu'il suffit de couper le pédicule de la rate contenant les vaisseaux pour que cette tuméfaction dis-paraisse *entièrement*, par suite d'un écoulement de sang.

4° Que dans ces deux expériences, les reins ont présenté une coloration générale foncée sur laquelle se dessinaient quelques taches pâles qui ont paru d'abord à M. Prévost et à moi être les parties malades de l'organe. Malheureusement il est difficile pour le rein d'établir la correspondance des taches de la surface avec les vaisseaux oblitérés parce que ces taches disparaissent aussitôt qu'on enlève le rein; d'ail-leurs dans cette seconde expérience, ma conviction, que je croyais au moment de l'expérience si fortement établie par la vue directe de la formation de la tache pâle, a été singuliè-rement ébranlée par le résultat de l'autopsie qui m'a montré que toutes les artérioles étaient bourrées de graines de tabac.

Les taches pâles étaient persistantes à l'autopsie du chien de l'exp. I; il nous sembla même que les oblitérations correspondaient aux parties anémiées et que le tissu à leur niveau était ramolli. Le fait est que l'un des reins était entiè-rement ramolli par la putréfaction; que le second, en partie putréfié lui-même, était peu propre à l'examen d'une altéra-tion des tissus; que la plupart des gros troncs artériels étaient oblitérés par des amas de graines de tabac, et qu'on ne s'est pas livré sur les autres à une dissection assez minutieuse pour pouvoir affirmer leur perméabilité.

Mon idée, d'ailleurs un peu préconçue, de trouver dans le rein des infarctus pâles, anémiques, comme je les trouvais indiqués dans l'ouvrage de MM. Prévost et Cotard, fut for-tement ébranlée par les résultats peu concluants de la der-nière autopsie et aussi par la conviction de deux habiles observateurs, MM. Ranvier et Cornil que je consultais sur ce sujet; ils avaient souvent examiné des infarctus rouges du rein, qu'ils croyaient de formation récente.

Je me décidai donc à entreprendre une troisième expérience dans laquelle je porterai uniquement mon attention sur les

changements de coloration du rein. M. le Dr A. Moreau,
voulut bien m'aider de son savoir et de son habileté. Notre
intention était d'injecter aussi peu que possible de graines
de tabac et de bien marquer avec le crayon nitrate d'argent
ou de dessiner les changements de coloration qui survien-
draient à la surface du rein. Nous ne commençâmes malheureusement à décortiquer le rein qu'après avoir pratiqué une
seconde injection, la première paraissant n'avoir rien produit.
Mais déjà des taches étaient formées et s'étaient circonscrites,
nous ne pûmes que les marquer au crayon, les dessiner.
Voici d'ailleurs le compte rendu de cette troisième expérience
et de l'autopsie minutieuse qui la suivit. Elle présente à propos du rein des faits assez probants qui prouvent que ce sont
au contraire les taches congestives qui répondent aux oblitérations.

EXPÉRIENCE III, *pratiquée le 19 juillet 1867, à deux heures de l'après-
midi sur un chien de moyenne taille.*

Le chien étant chloroformé, on pratique dans la carotide gauche
une injection d'eau tenant en suspension une dizaine de graines
de tabac, puis on ouvre immédiatement l'abdomen par une longue
incision pratiquée sur la ligne blanche.

La rate se présente avec une rougeur uniforme, se rétracte, mais
n'offre pas une seule bosselure.

Au bout d'une minute ou deux, comme rien ne se produit, on
pratique par la même artère une nouvelle injection contenant une
quantité un peu plus considérable de graines, beaucoup moins
cependant que dans nos deux premières expériences.

Trois tuméfactions brunes, turgescentes, ne tardent pas à se
montrer sur la rate, tout à fait semblables à celles que nous avons
précédemment observées.

On découvre presque aussitôt le rein gauche qui présente une
couleur rosée uniforme à travers sa capsule fibreuse ; mais l'épaisseur de cette capsule empêche d'observer suffisamment les phénomènes ; elle est enlevée sans grande hémorrhagie.

Le tissu du rein s'offre alors à notre vue ; il est marbré de taches
d'un rouge-brun très-foncées et de taches pâles, légèrement rosées ;

ces plaques sont limitées par des bords sinueux assez nets et s'enclavent les unes dans les autres comme des pièces de marqueterie ; la surface du rein conserve un même niveau pour toutes ces plaques.

Afin qu'on puisse, plus tard, les reconnaître, j'entoure les principales plaques foncées avec une marque au nitrate d'argent, et je barbouille même avec ce crayon la plupart des taches claires.

On décortique ensuite le rein droit : sa face interne est entièrement occupée par une teinte pâle un peu rosée. Sa face externe présente à sa partie moyenne trois îlots foncés se confondant en partie par leurs bords, une autre tache brune vers l'extrémité postérieure ; le reste de cette face est occupé par des parties pâles ; je reproduis sur le papier le dessein formé par ces taches ; puis on enlève chacun des reins après avoir appliqué une ligature en masse sur leurs vaisseaux. On fait aussi la ligature du pédicule de la rate avant de l'extirper ; mais on a soin de marquer les portions tuméfiées de cet organe avec le crayon au nitrate d'argent. Le contact de ce nitrate d'argent sur ces masses turgescentes donna lieu à un intéressant phénomène : l'irritation ainsi produite amena une contraction musculaire suivie de la rétraction des points où le nitrate d'argent avait touché.

Aucun phénomène ne se manifesta dans les intestins ; peut-être qu'aucune graine de tabac n'a pénétré dans les artères mésentériques ; nous avons du moins cherché avec soin et à plusieurs reprises ces graines dans le mésentère sans pouvoir en rencontrer une seule.

Les trois organes enlevés furent, le soir même, soumis à une dissection minutieuse, admirablement pratiquée par mon ami et collègue M. Nottin, en voici le résultat :

Rate. — Les tuméfactions ont disparu et la rate a repris son aspect homogène, mais les traces des infarctus sont restées fixées par le nitrate d'argent. Ils étaient au nombre de trois. Toutes les branches artérielles correspondant aux parties saines sont perméables ; deux artérioles correspondant à deux plaques saillantes sont oblitérées, l'une par une seule graine, la seconde par deux. On ne peut retrouver l'oblitération correspondant à la tuméfaction de la pointe, mais à ce niveau une ou deux petites artérioles ont été dilacérées ; d'ailleurs cette dernière plaque était plus petite que les autres.

Rein gauche. — Les artérioles de ce rein contiennent cinq ou six petites graines de tabac presque toutes placées à la bifurcation de la petite artère interlobulaire, sur les confins de la substance médullaire, pénétrant même à une légère distance dans la substance corticale. On les rencontre surtout dans les artérioles qui se rendent directement au bord convexe du rein. Une des taches brunes les mieux dessinées sur le bord convexe de ce rein se trouve correspondre précisément à deux artérioles oblitérées. Les autres graines semblent aussi correspondre à des taches brunes, mais comme celles-ci n'ont pas été toutes aussi exactement indiquées avec le nitrate d'argent, cette correspondance est moins frappante. Les parties blanches couvertes par le nitrate d'argent reçoivent des artères perméables.

Rein droit. — Avant de l'ouvrir, on pratique par l'une des divisions principales de l'artère rénale une injection d'eau colorée par du blanc d'argent. L'injection pénètre facilement, distend l'organe régulièrement, et revient presque aussitôt par la veine rénale, *mais aussi par les autres branches de l'artère rénale*. Donc il existe des anastomoses probablement volumineuses et nombreuses entre les différentes branches de l'artère rénale.

On a essayé de répéter la même expérience sur la rate, mais ses vaisseaux et son tissu lui-même avaient été dilacérés et l'injection fuyait de toutes parts avant même de pénétrer le parenchyme.

La dissection de ce second rein donna des résultats encore plus probants, puisque l'on ne trouva aucune oblitération dans les artérioles qui correspondaient à sa face interne, qui était tout entière d'une couleur pâle, et qu'on en découvrit trois dans la portion de la paroi externe correspondant aux taches foncées représentées sur mon dessin.

§ III. — *De la tuméfaction congestive de l'infarctus de la rate au début.*

Après cette série d'expériences il n'est pas possible de douter que l'infarctus de la rate se présente d'abord comme une plaque rouge, saillante au début; sur ce fait il n'existe aucune contradiction; voyons quelle explication nous pouvons en donner.

Lefeuvre.   4

J'admets la complète indépendance des départements vasculaires de la rate qui correspondent aux principales divisions de l'artère splénique; elle est prouvée par les injections pénétrantes que l'on a plusieurs fois pratiquées dans les branches de l'artère splénique; l'injection poussée par l'une de ces branches ne revient que par la branche veineuse correspondante; jamais elle ne pénêtre dans les branches artérielles ou veineuses voisines; il est facile aussi de démontrer le nombre et l'isolement de chacun de ces départements vasculaires en injectant chaque division de l'artère splénique par une substance solidifiable, diversement colorée. Ces ilots isolés sont au nombre de 6 ou 7 dans la rate de l'homme d'après Assolant (thèse de Paris, 1802); au nombre seulement de 3 ou 4 d'après Sappey. Je ne sais si la rate du chien présente une disposition semblable, mais je le crois très-probable.

Cette disposition anatomique étant admise, on est bien obligé d'admettre aussi que la tuméfaction est produite dans un lobule de la rate dont l'artère est oblitérée, par la stase sanguine et le reflux du sang de la veine splénique dans les vaisseaux dilatés. La fluxion collatérale artérielle ne saurait en effet être invoquée puisqu'il n'existe pas d'anastomoses. Mais il nous faut expliquer comment arrive cette stase sanguine, cette paralysie des petits vaisseaux, enfin ce reflux du sang de la veine splénique.

1° La *stase sanguine* reconnaît pour cause la suppression de la vis à tergo. On comprend en effet que les petites artérioles situées au delà de l'oblitération peuvent se vider par leur contractilité propre et pousser le sang jusque dans les capillaires, mais il n'existe plus aucune force capable de le faire cheminer dans les capillaires, et cependant le sang rencontre dans ces petits vaisseaux un immense accroissement de résistance. (Voy. Marey, *Circulation capillaire*). Donc il s'y arrête et stagne.

2° *Paralysie des petits vaisseaux.* — Toute fibre musculaire a besoin d'une excitation particulière pour se contracter; pour les fibres de l'intestin il suffit de la présence d'un bol alimentaire; pour les artères, il faut le contact du sang artériel pour produire l'excitation physiologique (Bichat, Cl. Bernard), nécessaire à l'accomplissement de la fonction musculaire. Or il n'existe plus au bout de quelques secondes dans l'infarctus que du sang désoxygéné et privé de toute circulation; non-seulement il y a absence de stimulus, mais encore il y a bientôt une altération dans la nutrition des éléments nerveux et musculaires eux-mêmes, de sorte que la paralysie doit nécessairement arriver et rester persistante. Ces paralysies vasculaires sont maintenant bien connues; on peut les produire de plusieurs manières : 1° en agissant sur les nerfs vaso-moteurs (section du grand sympathique à la région cervicale. Expériences de Budge et Waller et de Claude Bernard); 2° en modifiant la composition du sang artériel et lui faisant prendre les propriétés du sang veineux; c'est ce qui arrive par exemple dans les asphyxies et ce qui explique la turgescence des vaisseaux et la teinte livide qui en est la conséquence. L'éther, le chloroforme, l'alcool agissent aussi sur le sang, de manière à empêcher son oxygénation; dans ces cas on observe également ment une dilatation de tous les petits vaisseaux.

3° Le *reflux du sang veineux* dans les vaisseaux paralysés (Virchow) s'explique façilement alors : il est déterminé par la tension sanguine qui existe normalement dans le système de la veine-porte, tension faible, il est vrai, mais suffisante cependant pour pousser le sang à travers les capillaires du foie. On sait en outre qu'il n'existe dans le système de la veine-porte aucune valvule capable d'entraver ce mouvement rétrograde du sang veineux.

Cependant toutes ces causes, que je regarde comme certaines, ne suffiraient pas pour faire comprendre l'énorme tuméfaction qui frappe tout d'abord l'observateur, tuméfaction qu'on ne rencontre à ce degré dans aucun autre organe, et qui dépend en effet de la nature éminemment contractile de la rate. Dans mes expériences, j'ai vu la rate rétractée presque de la moitié de son volume et cette rétraction est un phénomène actif provoqué par le contact de l'air ou les irritations mécaniques appliquées directement à sa surface. Cette contractilité de la rate est d'ailleurs connue depuis longtemps, et il n'est rien de plus facile que de la constater : l'irritation mécanique, l'excitation galvanique surtout, la rendent manifeste. On en conclut tout naturellement l'existence d'un certain nombre de fibres musculaires qui ont été aussi constatées par les anatomistes dans l'intérieur des trabécules alvéolaires et de la capsule d'enveloppe (Kolliker, Robin). Ces fibres musculaires des trabécules subissent évidemment la même influence que celles des vaisseaux, puisqu'elles sont privées comme ces dernières de l'excitation et de la nutrition sanguine artérielle; donc elles sont paralysées, et leur paralysie se traduit extérieurement par le gonflement du parenchyme correspondant. Le gonflement paraît d'autant mieux que les parties saines voisines demeurent contractées et revenues sur elles-mêmes. Cependant cette paralysie n'est, je crois qu'apparente au début; c'est-à-dire qu'un stimulus un peu énergique, tel par exemple que le fluide électrique, pourrait la faire cesser. Je n'ai point dans mes expériences vérifié ce fait pour l'électricité, mais j'ai pu observer dans l'expérience III une contraction manifeste survenue sous l'influence de l'excitation produite par le crayon nitrate d'argent. Plus tard cette excitabilité disparaît même tout à fait, par suite de la perturbation profonde apportée par l'oblitération artérielle dans la nutrition des éléments anatomiques eux-mêmes. Bientôt le sang, immobilisé dans les vaisseaux paralysés, s'y coagule et participe à la dégénérescence commune.

Je crois que l'explication que je viens de donner du phénomène initial des infarctus de la rate est basée sur les données d'une bonne physiologie; cependant voici quelques objections qui m'ont été opposées. Cette théorie est basée sur l'indépendance complète des départements vasculaires de la rate. Êtes-vous bien sûr, me dit-on, que cet isolement soit aussi complet, qu'il n'y ait aucune anastomose? Je crois que cette particularité est celle qui paraît le mieux démontrée dans la structure de la rate; presque tous les anatomistes, depuis

Assolant, ont répété ces injections avec le même succès, et l'on peut visiter, au musée Orfila, plusieurs préparations conservées qui paraissent convaincantes. On pourrait dire aussi que cette disposition n'est peut-être pas la même dans la rate du chien, malgré la ressemblance frappante que présentent ces tuméfactions avec les infarctus sanguins de la rate de l'homme. Une expérience excessivement curieuse de M. A. Moreau, lue à la Société de Biologie, met complétement à néant cette objection. Si chaque lobule de la rate peut être considéré comme indépendant, l'artériole de ce lobule devra jouer par rapport à lui le même rôle que le tronc de l'artère splénique par rapport à l'organe tout entier. Donc l'oblitération du tronc même de l'artère splénique devra produire dans toute la rate la même congestion que l'on observe dans un lobule isolé dont l'artériole est oblitérée. C'est ce que démontrent en effet les expériences de M. A. Moreau. Il lie le tronc de l'artère splénique et observe consécutivement un gonflement considérable de l'organe; ce gonflement ne saurait donc être produit que par du sang veineux et on doit complétement rejeter toute idée de fluxion artérielle collatérale. Une autre expérience de cet habile physiologiste montre que le même phénomène peut s'observer à la suite de la section ou de la ligature des nerfs spléniques. Cette seconde expérience vient encore à l'appui de notre théorie de la paralysie consécutive des puissances musculaires de la rate. Nous déterminons en effet cette paralysie, non plus en agissant sur le tronc des nerfs comme M. Moreau, mais par une action locale, s'exerçant sur les extrémités nerveuses et les fibres musculaires elles-mêmes; en tous les cas l'effet produit est semblable.

Voici une seconde objection qu'il est aussi facile de réfuter. On a pensé pendant quelque temps que cette rougeur et cette tuméfaction des infarctus étaient produites par une extravasation sanguine, qu'on appelait une apoplexie capillaire dans le parenchyme des viscères. Je ne nie pas qu'une hémorrhagie semblable ne puisse avoir lieu, par exemple, sous l'influence d'un traumatisme ou d'un état dyscrasique du sang ; je ne nie pas non plus qu'une extravasation sanguine puisse se produire au sein même d'un infarctus, mais je ne puis admettre qu'elle en soit la partie essentielle, constitutive. En effet, n'avais-je pas dans mon observ. II, donné naissance à trois belles tuméfactions constituant des infarctus à leur début ; il a suffi de couper la veine splénique pour que ces tuméfactions se vidassent immédiatement et ne laissassent aucune trace ; du sang extravasé aurait-il pu s'écouler ainsi ?

Le microscope montre clairement aussi, dans certains infarctus du rein par exemple, que le sang coagulé reste dans l'intérieur des vaisseaux ; mais ce genre de preuves n'est point applicable à la rate, parce que sa pulpe contient presque toujours des globules sanguins extravasés ; cet état est tellement fréquent qu'il représente pour beaucoup de physiologistes et d'anatomistes (Sappey, Béclard, etc.), une disposition normale. Suivant cette opinion les veinules seraient percées de petits orifices capables de livrer passage aux corpuscules du sang ; je me rattacherai plus volontiers à la structure donnée par le professeur Robin à son cours ; celui-ci admet que les globules sanguins ne peuvent pénétrer dans la pulpe splénique que par la déchirure de la paroi des capillaires, paroi ténue et très-fragile en effet. Il est probable que cette paroi se déchire fréquemment dans les infarctus, mais l'extravasation sanguine qui en résulte ne constitue qu'un accident de peu d'importance.

M'arrêterai-je enfin à discuter l'opinion surannée qui fait de l'infarctus un dépôt de fibrine ou de lymphe plastique organisable. Elle est sans valeur après ce que je viens de dire touchant le mode de formation de ces lésions anatomiques. Cependant quelques médecins admettent encore que le blastène, espèce de lymphe plastique qui imbibe les éléments nécrobiosés, est susceptible de s'organiser et de former une masse cellulaire. Nous verrons en effet que des corpuscules de tissu cellulaire peuvent pénétrer les infarctus à certaine période avancée de leur évolution, mais on admet généralement que ces traînées celluleuses sont fournies par la prolifération des éléments cellulaires sains du voisinage, et qu'ils n'apparaissent pas par une sorte de génération spontanée au sein d'un tissu mortifié. Ces masses de tissu conjonctif ne peuvent pas plus être regardées d'ailleurs comme constitutives de l'infarctus que les extravasations sanguines.

Telles sont, touchant le début des infarctus de la rate, les particularités que j'ai essayé d'éclaicir, en m'entourant de toutes les précautions et de tous les renseignements possibles. Avant d'exposer les changements consécutifs qui surviennent dans l'infarctus de la rate et qui constituent le processus nécrobiotique, je vais tenter d'établir de la même manière les phénomènes initiaux qui se passent dans le rein à la suite de l'oblitération d'une artériole. Je serai obligé nécessairement d'entrer dans quelques développements indispensables. Nous étudierons ensuite dans un nouvel article le processus nécrobiotique lui-même et nous verrons qu'il est à peu près semblable dans les divers organes.

§ IV. — *Quel est le phénomène initial de l'infarctus des reins?*

Dans les autopsies, les infarctus du rein, qui sont assez fréquents, se présentent presque toujours sous l'apparence d'infarctus jaunes, fibrineux, déprimés; mais on a trouvé quelquefois aussi des infarctus rouges, semblables à ceux de la rate, pouvant présenter même une légère saillie au-dessus de la surface de l'organe. MM. Ranvier et Cornil en ont vu plusieurs fois; dans ce cas, du sang coagulé, fibrineux, remplissait les vaisseaux distendus, et les tubes urinifères présentaient des altérations beaucoup moins avancées que dans les infarctus jaunes; ils en concluaient donc, suivant toute vraisemblance, que l'infarctus rouge du rein est un infarctus récent et que l'infarctus jaune est un infarctus ancien décoloré.

Nous lisons aussi dans Forster (*Traité d'anatomie pathologique spéciale*; infarctus des reins, p. 518, 2e édition alle-

mande, 1865) que les infarctus du rein se présentent sous
différentes formes, mais qui commencent toutes ou par
un noyau conique d'un rouge foncé, dur, ayant sa base tournée vers la périphérie et sa pointe vers le hile; ou par une
tache d'un rouge brun, qui se décolore et se ramollit rapidement en même temps. » Cet auteur ajoute plus loin :
« D'après les observations de Beckmann, la transformation
ne débute pas toujours dans les deux cas par l'hypérémie et
l'hémorrhagie; *elle peut également débuter par l'anémie* et le
cône se présente alors dès le commencement sous l'apparence
d'une masse pâle, d'un blanc jaunâtre. »

Enfin MM. Prévost et Cotard, dans le passage de leur
mémoire que j'ai rapporté (page 36), établissent par leurs
expériences que les infarctus du rein sont toujours caractéri-
sés à leur début par une tache pâle anémique, quelquefois
seulement piquetée de sang en son centre, tache anémique
qui correspond exactement aux artérioles oblitérées. J'avoue
que j'ai d'abord partagé entièrement leur conviction, que je
voyais basée sur un si grand nombre de faits. Dans les deux
premières expériences que nous avons faites de concert, mon
ami M. Prévost et moi, il m'a semblé en effet que les
taches anémiques du rein correspondaient aux oblitérations
et révélaient un tissu plus malade que les parties foncées.
Cependant ces lésions étaient loin d'être aussi claires que
pour la rate. J'ai déjà dit que dans ces deux expériences, surtout dans la dernière, presque toutes les divisions artérielles
du rein étaient oblitérées et bourrées, quelques-unes jusqu'à
leur embouchure dans le tronc principal, de graines de tabac.
Comment se faisait-il qu'il n'existât pas un plus grand nombre de taches pâles?

Quand quelques-unes des artérioles du rein sont oblitérées
par l'injection, il survient presque aussitôt de profonds changements dans la coloration du rein; je pense que la couleur
normale que je n'ai jamais constatée sur le chien vivant,
se modifie, et fait place à ces taches ou marbrures dont j'ai
parlé. Le problème est donc de déterminer si ce sont les

taches pâles qui correspondent aux oblitérations, ou bien si ce sont au contraire les taches brunes congestives. J'ignore si la recherche des graines de tabac, travail long et minutieux, a toujours été fait d'une manière complète dans les précédentes expériences de mes collègues ; je sais que cet examen a été un peu superficiel dans notre première expérience, et que nous nous sommes bornés à constater seulement quelques-unes des oblitérations. Dans notre deuxième expérience où la dissection a été plus complète, toutes les artérioles étaient oblitérées. Cette multiplicité des oblitérations et des lésions apportait une confusion qui m'engagea à faire une troisième expérience, à laquelle j'accorde, sous le rapport de l'étude de la lésion des reins, une importance beaucoup plus grande qu'aux deux premières. La démonstration aurait été éclatante, sans doute, si nous avions songé à décortiquer les reins avant de faire l'injection ; cependant telle qu'elle a été faite, elle entraînerait une conviction suffisante, si elle ne renversait pas un si grand nombre de faits différemment observés.

Dans cette troisième expérience, en effet, nous avons pris le soin indispensable de n'injecter qu'un petit nombre de grains, de marquer sur le rein vivant les différentes taches et de les dessiner. Ensuite, après une dissection minutieuse, nous n'avons rencontré que *cinq ou six graines oblitérantes* pour chaque rein, et ces graines correspondaient manifestement aux taches brunes que nous avions dessinées ou marquées. Autre raison : les reins de nos deux premiers chiens qui avaient des oblitérations presque généralisées, présentaient aussi une couleur brun foncé de beaucoup prédominante ; les reins de notre troisième chien, qui n'avaient d'oblitérés qu'un petit nombre d'artérioles, présentaient des taches pâles anémiques très-nombreuses et à peine quelques taches brunes ; ce serait le contraire que l'on aurait dû observer dans l'hypothèse que nous combattons.

Mon collègue et ami M. Prévost a vu, dans les cas où il n'existait qu'un petit nombre de taches pâles, une sorte de colerette rouge hyperémique entourant ces taches pâles. Nous n'avons jamais observé aussitôt après l'injection des graines de tabac que deux couleurs, le rose pâle et le rouge sombre, parfaitement homogènes et nettement séparées. Mais, plus tard, lorsque l'infarctus est ancien, il est survenu des modifications de couleur provenant de ce que la tache rouge s'est décolorée à son centre ou qu'il s'est fait à l'entour un cercle rouge de congestion active. C'est cette apparence que mes collègues ont dû surtout apercevoir sur les chiens qu'ils sacrifiaient, trois, cinq et même dix jours après l'expérience.

La forme de la tache n'est pas non plus une objection sérieuse, car elles présentent l'une et l'autre la même configuration, et telle tache rouge d'abord pourra former au bout de quatre ou cinq jours une magnifique tache jaune.

De toute cette discussion il résulte pour moi la conviction, que l'infarctus des reins est rouge sanguin à son début, comme l'infarctus de la rate; mais il ne présente pas de tuméfaction notable, ce qui provient de ce qu'il ne possède pas la structure éminemment contractile de cet organe.

Il nous faut maintenant expliquer également cette hyperémie du début; mais les conditions sont ici beaucoup plus complexes que pour la rate, car les lobules possèdent une circulation collatérale anastomotique. C'est du moins l'opinion de tous les auteurs classiques et l'injection que j'ai pratiquée avec mon ami M. Nottin, sur l'une des divisions principales de l'artère renale d'un chien (exp. 3) nous a fait voir avec quelle facilité cette injection revenait par toutes les autres branches artérielles, en même temps que par la veine.

Si nous partons de cette observation évidente que l'infarctus ne peut se produire qu'à la condition que les anastomoses ne puissent pas ramener assez de sang pour nourrir les éléments anatomiques et rétablir la circulation, nous retrouverons facilement les mêmes conditions de paralysie des vaisseaux que pour la rate; en effet le sang qui peut revenir ainsi par ces fines et rares anastomoses est nécessairement du sang désoxygéné; donc les vaisseaux seront paralysés et se laisseront distendre par le reflux du sang veineux ; il est vrai que la vis à tergo, qui fait opposition à la tension veineuse, n'est pas tout à fait abolie dans le cas que nous considérons, mais elle doit être d'une excessive faiblesse puisqu'elle ne parvient pas, comme nous l'avons supposé, à rétablir la circulation. Il y a dès lors stase veineuse et reflux du sang de la veine rénale dans les vaisseaux paralysés.

Il peut se faire également dans ces infarctus du rein des ruptures des petits vaisseaux dont les parois deviennent très-vite granuleuses, et le sang peut accidentellement s'extravaser dans le tissu cellulaire et même dans l'intérieur des tubes uri-nifères.

Tels sont les phénomènes initiaux qui marquent les in-farctus des reins ; ils ne diffèrent pas essentiellement, comme on le voit, de ceux qui se passent dans la rate et on est forte-ment tenté de généraliser complétement cette explication. On pourrait dire par exemple d'une façon générale :

Toutes les fois qu'une artériole est oblitérée dans un organe il arrive de deux choses l'une, ou que la circulation se rétablit par les collatérales, et alors il ne se produit rien ; ou que les anastomoses font défaut ou sont insuffisantes, et dans ce dernier cas il se produit une mortification des élé-ments anatomiques qui est tantôt la gangrène, tantôt la nécro-biose. Quand une portion de tissu est frappée de nécrobiose, constitue par conséquent un infarctus, le premier phénomène que l'on observe est une congestion sanguine occasionnée par la fluxion rétrograde du sang veineux dans les petits vaisseaux paralysés, le second la coagulation de ce sang dans les vais-seaux, le troisième la dégénérescence graisseuse de ce sang et de tout le tissu de l'infarctus.

D'après le mémoire si souvent cité de MM. Prévost et Cotard, l'infarctus du cerveau rentrerait dans cette descrip-tion générale ; ces observateurs ont presque toujours noté en effet que le ramollissement cérébral avait une coloration rosée ou rouge à son début.

L'infarctus de l'intestin semble au premier moment faire

exception, mais ce n'est qu'une apparence. En effet, on connaît ces belles arcades anastomotiques qui réunissent les différentes pyramides des artères mésentériques ; pour que l'oblitération de ces artères soit suivie d'une lésion pathologique quelconque, il faut nécessairement que cette oblitération soit multiple, qu'elle occupe par exemple les deux angles extrêmes, et le sommet de l'une des pyramides artérielles. Que se passe-t-il alors ? ce triangle et l'anse intestinale correspondante deviennent d'abord pâles, puis les gros troncs veineux se gonflent, puis il se forme une hyperémie collatérale qui gagne de proche en proche sans pouvoir se réunir complétement, de sorte que la circulation ne peut en définitive se rétablir. La congestion veineuse dans ce cas ne se manifeste pas tout d'abord, ce qui provient sans doute de l'influence des contractions de la tunique musculaire de l'intestin, mais au bout d'un certain temps l'anse intestinale tout entière prend une teinte livide d'imbibition, et le sang transsude le long des vaisseaux ; le résultat de la mortification est presque toujours dans ce cas la gangrène avec putréfaction et non plus la nécrobiose.

Pourquoi l'oblitération des artères est-elle suivie tantôt de gangrène véritable, tantôt d'une simple dégénérescence graisseuse ? Cette question délicate présente encore quelque obscurité et mérite qu'on s'y arrête.

§ V. — *Des conditions qui déterminent la gangrène
ou la nécrobiose dans les infarctus.*

La présence ou l'absence du contact de l'air exerce évidemment une grande influence sur la production de ces deux divers modes de mortification des éléments anatomiques. Ainsi, dans les membres, l'intestin, le poumon, la gangrène accompagnée de putréfaction est la règle ; les viscères pleins de l'abdomen, au contraire, tels que la rate, les reins, le foie, ne subissent jamais qu'une dégénérescence graisseuse consécutivement à l'oblitération d'une ou plusieurs de leurs artérioles. Virchow en donne l'explication suivante : un lobule d'un viscère, bien qu'il soit privé de la nutrition sanguine, reçoit encore néanmoins une sorte de blastème vivant des éléments voisins restés sains ; il est préservé d'une décomposition immédiate par cette espèce d'imbibition vitale, assez analogue au mode de nutrition de la cornée et des cartilages, par exemple ; mais ses éléments ne peuvent croître ni se développer ; et ils subissent peu à peu la dégénérescence graisseuse, qui n'est autre chose qu'une mortification lente.

Cependant nous avons rapporté dans notre précédent chapitre deux cas d'infarctus de la rate, présentant la plus entière ressemblance avec des masses de tissu sphacelé ; la première observation, tirée du mémoire de Senhouse-Kirke, présente à peine quelques détails sur cette particularité rare ; la seconde, qui m'appartient, décrit avec des développements suffisants cette lésion intéressante, dont on peut prendre une idée assez nette par la planche annexée à ce travail. L'odeur gangréneuse semble le seul caractère qui manque à ces masses noires, putrilagineuses. La mortification a dû être rapide et arriver dès les premiers jours de l'infarctus ; car les éléments de la trame splénique sont encore reconnaissables et n'ont pas eu le temps de subir la dégénérescence graisseuse. Il est probable que chez notre malade, l'irritation produite par les infarctus a été assez considérable pour déterminer la suppuration des tissus périphériques ; une couche de pus venant s'interposer entre les parties saines et les parties mortifiées, l'imbibition blastématique était empêchée et la mortification devait se faire immédiatement. Tout, en effet, indique que l'inflammation a été considérable chez cette malade : l'hyperémie circonférentielle secondaire, les fausses membranes et les adhérences nombreuses qui s'étaient établies ; l'état puerpéral a dû favoriser également la formation du pus. Malheureusement le liquide d'apparence puriforme qui entourait les masses nécrosées n'a pas été examiné au microscope.

§ VI. — *Du processus nécrobiotique en général.*

Nous avons vu que le sang veineux accumulé dans les vaisseaux paralysés de l'infarctus récent ne tardait pas à s'y coaguler; qu'au même moment, les capillaires, devenus plus friables par un commencement d'altération, se laissaient souvent déchirer et versaient leur contenu dans le parenchyme même de l'organe.

Au bout de très-peu de temps, les globules sanguins se décolorent; leur disque devient déformé et comme déchiqueté; enfin ils se résolvent complétement en une masse granuleuse homogène qui remplit les vaisseaux et dans laquelle on ne peut plus découvrir aucune trace d'organisation. Le pigment sanguin, sous forme de petites masses jaunes ou opaques d'hématosine, s'infiltre dans les éléments anatomiques spéciaux. Cette transformation de l'infarctus sanguin en masse jaune fibrineuse peut être très-rapide; ainsi MM. Prevost et Cotard ont trouvé au bout de cinq jours des infarctus décolorés de la rate (exp. 10).

On peut observer aussi dès les premiers jours une infiltration graisseuse des noyaux des capillaires, et même la formation de corps granuleux dans ces vaisseaux. Cette remarquable altération s'observe dans tous les organes; mais c'est surtout dans le cerveau qu'on l'a étudiée avec plus de soin. MM. Prevost et Cotard ont pu la constater dans le cerveau dès le troisième jour (exp. 13, p. 116).

Cette dégénérescence graisseuse s'étend des capillaires aux vaisseaux les plus gros, pendant que d'innombrables gouttelettes huileuses se déposent aussi dans les corpuscules du tissu conjonctif et dans les éléments spécifiques de l'organe. Tous ces éléments anatomiques deviennent opaques et granuleux; il n'est plus possible de distinguer leurs noyaux. Les dissolvants des corps gras rendent quelque transparence à la préparation microscopique et forcent les granulations graisseuses de se grouper en grosses gouttes huileuses fortement réfringentes.

Plus tard encore les noyaux ont complétement disparu et les éléments cellulaires sont revenus sur eux-mêmes, ratatinés, divisés par morceaux ou réduits en granulations amorphes semées de quelques corps granuleux. En ce moment, l'infarctus n'est plus qu'une masse jaune graisseuse et ne présente plus aucune trace d'organisation.

C'est alors que ces granulations graisseuses peuvent être résorbées par les vaisseaux et disparaître complétement, laissant à leur place une cicatrice plus ou moins déprimée. C'est en ce moment aussi que l'infarctus peut s'incruster de sels calcaires, comme dans les exemples rapportés par MM. Prevost et Cotard ; dans l'un de ces exemples (exp. 9), l'incrustation calcaire était produite dans les reins d'un chien dix jours après l'injection. Il n'y a dans ce fait rien de surprenant ; il obéit à cette loi que tout tissu privé de nutrition active est sujet à se pénétrer de sels calcaires ; la membrane interne des artères athéromateuses, certains tissus cartilagineux ou fibreux offrent souvent cette dégénérescence calcaire.

Il arrive plus fréquemment encore que les détritus graisseux de l'infarctus s'imbibent de sérosité et se transforment en bouillie (ramollissement cérébral), ou en un liquide crémeux puriforme (kystes purulents de la rate et des reins) formé par une émulsion graisseuse. Les graisses ainsi émulsionnées peuvent peut-être rentrer plus facilement dans le courant circulatoire ; mais nous avons vu que la rupture de ces kystes pouvait arriver et occasionner ainsi un danger grave.

Il ne nous reste plus qu'à examiner les phénomènes qui se passent dans les tissus sains en contact avec l'infarctus.

La partie nécrosée détermine à la façon d'un corps étranger une irritation de voisinage, irritation de faible intensité ordinairement, qui se révèle dès les premiers jours par un cercle rouge d'injection inflammatoire ; cette aréole rouge est surtout bien manifeste autour des infarctus jaunes, et tous les auteurs depuis MM. Rayer et Cruveilhier, l'ont parfaitement décrite. Un autre effet de l'irritation portée sur les éléments anatomiques normaux, c'est une prolifération plus ou moins abondante de ces éléments. Ces éléments multipliés finissent quelquefois par donner à l'infarctus une apparence enkystée en s'accumulant à l'entour en forme de pseudo-membrane. Des traînées celluleuses peuvent pénétrer dans l'intérieur même du tissu nécrosé. Les extrémités vasculaires bourgeonnent aussi autour de l'infarctus qui est bientôt entouré et sillonné par un système vasculaire de nouvelle formation. Cette production des vaisseaux est indiquée sur la figure qui représente les infarctus nécrosés de la rate. On comprend comment ces réseaux vasculaires peuvent agir, pour hâter la résorption des granulations graisseuses. Aussi cette résorption peut-elle devenir complète au bout de peu de temps; l'infarctus a disparu; il ne reste plus au fond de la cicatrice, que quelques débris réfractaires, tels par exemple que les glomérules de Malpighi, pour le rein, englobés par les tissus cellulaires prolif017és par les éléments du tissu sain.

Il ne nous reste plus qu'à étudier les apparences que présentent ordinairement les coupes microscopiques, faites sur les infarctus des divers organes; j'en dirai quelques mots à propos de chaque infarctus en particulier.

CHAPITRE III

ÉTIOLOGIE.

Nous avons vu dans le chapitre précédent, que s'il existe encore des obscurités sur l'aspect primitif des infarctus, les observations et l'expérimentation sont d'accord, pour attribuer cette altération morbide, à l'oblitération vasculaire artérielle. Telle est donc la cause déterminante des infarctus. Nous devons maintenant examiner comment se produit habituellement cette oblitération vasculaire. Par suite d'une dégénérescence de ses parois, ou d'une compression exercée par une tumeur voisine, une artère peut se transformer en un cordon dur qui ne laisse plus passer le sang. Ce mode d'obstruction est très-rare pour les artères, et comme il se fait lentement, la circulation collatérale a le temps de s'établir et d'empêcher tout accident. Aussi je n'ai pas rencontré une seule observation d'infarctus qu'on pût regarder comme étant produit par cette cause.

L'obstruction, dans la grande majorité des cas, se fait par thrombose ou bien par embolie; celle-ci pouvant être causée comme je l'ai déjà dit plus haut par le détachement d'un caillot en régression, ou par des débris de valvules ou des matières athéromateuses et calcaires.

Il est souvent bien difficile de se prononcer pour l'un ou l'autre de ces deux derniers modes de formation, quoique l'on ait décrit avec minutie les caractères propres aux caillots emboliques et à ceux da la thrombose. Parmi les observations que nous avons relevées, nous trouvons plusieurs faits incontestables d'embolie; d'autres doivent être rapportés à la thrombose, enfin un certain nombre restent indécis et ce nombre serait sans doute encore plus grand si les auteurs avaient mis plus de scrupule à se prononcer dans beaucoup de cas sur le mode de l'obstruction. Sur nos 47 observations où l'obstruction à été trouvée, nous voyons qu'elle est rapportée 10 fois à la thrombose, 28 à l'embolie et que dans 9 cas seulement on n'a pas osé se prononcer; je pense que parmi les 28 cas attribués à l'embolie, il s'en trouve quelques uns que l'on pourrait à plus juste titre, compter comme cas de thrombose. Cependant beaucoup d'auteurs, et en particulier M. Lancereaux (thèse de Paris 1862), accordent à l'embolie une prédominance très-grande.

Lefeuvre.   5

Les faits bien observés ne sont pas encore assez nombreux pour trancher cette question.

Une condition plus importante à déterminer pour la production des infarctus, c'est le siége de l'oblitération ; celle-ci, qu'elle soit produite par la thrombose ou bien par l'embolie, devra porter surtout sur les vaisseaux capillaires ou mieux sur les petites artères ; nous savons pourquoi ; nous savons aussi pour la même raison que des détritus organiques granulés produiront des infarctus surtout lorsque leur diamètre sera en rapport avec les petites artérioles, qu'ils ne seront ni trop petits, comme les spores de lycopode, ni trop gros comme des débris volumineux de caillots ou de valvule. Les granulations fibrineuses d'un caillot ancien, ou bien les petites concrétions végétantes de l'endocardite ulcéreuse, réunissent parfaitement ces conditions; aussi constituent-elles les causes par excellence des infarctus.

Cherchons maintenant quelles sont leurs causes éloignées; c'est-à-dire quelles maladies ou quelle disposition morbide de l'organisme peuvent donner lieu à la thrombose ou à l'embolie des petits vaisseaux.

Les causes de la thrombose ou de la coagulation du sang dans les vaisseaux sont les suivantes : le ralentissement de la circulation, par exemple par la dégénérescence granulo-graisseuse du cœur chez les vieillards (Geist), la perte du poli de la membrane interne des artères par des dégénérescences athéromateuses ou calcaires, enfin la plasticité plus grande du sang, état qu'on a désigné sous le nom *d'inopéxie,* et que l'on rencontre surtout dans les inflammations, le rhumatisme articulaire aigu, l'état puerpéral et aussi dans des conditions opposées, telles que dans les cachexies cancéreuses, tuberculeuses, etc. L'artérite est loin de jouer dans cette coagulation le rôle qu'on lui attribuait autrefois.

Nous savons que l'embolie peut avoir des origines multiples; voici quelles ont été l'origine et la nature des embolies dans notre relevé d'observations :

On peut encore remonter plus loin et rechercher quels sont les états morbides de l'organisme qui peuvent donner lieu à ces lésions cardiaques et vasculaires.

On trouve tout d'abord le rhumatisme qui agit de deux façons : d'abord en déterminant des altérations du cœur, péri-cardite, endocardite, épaississements et végétations valvulaires, (Bouillaud, Traité des maladies du cœur), ensuite en déterminant aussi cette plasticité du sang qu'on appelle inopexie. MM. Bouillaud, Andral et Gavarret, ont démontré la présence d'une grande quantité de fibrine dans le sang des rhumatisants; fibrine qui se dépose sur les saignées qu'on leur pratique sous forme d'une couche épaisse couenneuse.

J'ai noté seulement 4 cas d'infarctus se produisant pendant la durée d'une attaque de rhumatisme articulaire aigu, mais le rhumatisme est surtout à redouter pour les altérations qu'il laisse à sa suite.

L'endocardite ulcéreuse qui figure pour le chiffre considé-rable de 16 observations, est souvent elle-même, sous la dépendance du vice arthritique, comme le démontre l'excellente thèse de mon ancien collègue, M. Vast (De l'Endocardite ulcéreuse, thèse de Paris 1864).

L'état puerpéral qui engendre quelquefois, chez les nouvelles accouchées, les thromboses veineuses nommées phlegmatia alba dolens, prédispose aussi à l'endocardite ulcéreuse. Ce fait a été signalé par Virchow, et nous voyons en effet la jeune femme de l'observation I, prendre une endocardite ulcéreuse à la suite de ses couches et mourir avec des infarc-tus de la rate et des reins; il est vrai que cette malade avait présenté en même temps des douleurs rhumatismales, de sorte que ces deux causes ont pu exercer leur action simul-tanément. Nous avons relevé trois autres observations dues à Virchow (rapportées par Fritz, thèse de M. Vast), à M. Cornil et à Frerichs (thèse de Strasbourg 1864, Hermann), dans lesquelles l'endocardite ulcéreuse ne peut-être rapportée qu'à l'influence de la puerpéralité. Enfin les débris de coagulum qui peuvent se détacher des veines des malades affectées de phlegmatia puerperarum peuvent donner lieu à des embolies pulmonaires et trop souvent aussi malheureusement à l'infection purulente, sans qu'il nous soit possible encore de déterminer les causes spéciales qui engendrent tantôt des infarctus simples, tantôt des abcès métastatiques.

L'alcoolisme chronique est encore une source féconde d'infarctus, et on ne s'en étonnera pas, car l'on sait qu'en déterminant la dégénérescence athéromateuse et calcaire des vaisseaux, il espose aux coagulations sanguines, et à leur conséquence ; aussi trouvons nous cette cause notée trois fois dans nos observations.

La misère, un épuisement prématuré par des veilles, des travaux excessifs et plus souvent encore par des excès de tous genres peuvent aussi amener des lésions multiples du système circulatoire, et des infarctus. Cette cause joue un grand rôle surtout dans l'étiologie de l'endocardite ulcéreuse; j'en puis citer trois ou quatre exemples dont un surtout est remarquable (obs. IX). Senhouse-Kirke insiste beaucoup sur cette nfluence de la débilitation : « Cette destruction ulcérative des valvuves et les effets si graves qui l'accompagnent dans certains cas arrivent le plus souvent, écrit-il, chez les sujets très-affaiblis, qui ont méné une vie intempérante ou qui sont sous le coup d'une cachexie. »

La misère et l'ivrognerie, qui font si souvent cause commune, agissent de la même façon pour user la vie par l'intermédiaire des organes de la circulation; on a dit avec raison qu'on avait l'âge que portaient les organes; on est vieux à quarante ans, si on a des artères ossifiées. Ces considérations nous conduisent à examiner la vieillesse elle-même comme cause de coagulation veineuse et d'embolies de toute sorte. Nous notons en effet dans nos observations un grand nombre de vieillards, plus de la moitié : que trouve-t-on chez eux pour expliquer la formation des infarctus? Dégénérescence athéromateuse et calcaire des valvuves du cœur, 4 cas; caillots anciens fibrineux du cœur, surtout des auricules, 8; enfin et surtout dégénérescence athéromateuse et calcaire de toutes les artères en général et de l'aorte en particulier, 10 cas. Il est remarquable que les obstructions artérielles ont surtout lieu à cet âge dans le cerveau où elles produisent des ramollissements fréquents; c'est que le cerveau est plus immédiatement en rapport avec le cœur et l'origine de la crosse de l'aorte où les lésions séniles sont toujours très-avancées.

Enfin on a aussi accusé les fièvres éruptives de produire l'endocardite ulcéreuse; je ne puis citer qu'une observation, celle de M. Lamare, recueillie dans le service du Dr Axenfeld (thèse de Vast, p. 34) : C'est une jeune femme de 24 ans, prise d'endocardite, ulcéreuse immédiatement à la suite d'une rougeole bénigne et qui présente à sa mort, outre les lésions de l'endocardite de nombreux infarctus dans le foie et surtout dans les reins. Mais cette malade avait eu cinq ans avant cette affection une fièvre typhoïde bientôt suivie d'une grave et longue attaque de rhumatisme articulaire aigu. Il semble naturel de supposer que le rhumatisme ait produit des lésions d'abord latentes, par exemple épaississement et athérome des valvules, et qui ont pris sous l'influence de la rougeole le caractère spécial de malignité de l'endocardite ulcéreuse.

Signalons encore les coagulations veineuses qui surviennent sous l'influence de la phlébite après les grands traumatismes, les fractures de jambes, par exemple (Velpeau, Dr Azam, de Bordeaux), les opérations sur les veines; des lésions chirurgicales peuvent donc aussi produire des infarctus, mais ajoutons qu'elles donnent lieu bien plus souvent à l'infection purulente.

Enfin notre tableau statistique pourra nous rendre compte de certaines influences générales telles que le sexe, l'âge :

<pre>
Individus au-dessous de 40 ans................   20
          au-dessus de 40 ans................   27
</pre>

Chez les premiers on rencontre surtout l'endocardite ulcéreuse; chez les seconds les altérations régressives des artères.

Par rapport au sexe, nous trouvons :

<pre>
Hommes....................   15
Femmes....................   32
</pre>

Cette prédominance des infarctus dans le sexe féminin, peut dépendre en partie des dangers de la puerpéralité ; mais je considère ce chiffre comme très-artificiel et forcé par les nombreuses observations que j'ai empruntées au mémoire de MM. Prévost et Cotard, observations toutes recueillies dans les services de l'hospice de la vieillesse (femmes) à Paris.

D'après la théorie que nous avons donnée des phénomènes initiaux des infarctus de la rate, il ne serait pas impossible d'admettre un infarctus de cause nerveuse ; c'est-à-dire que la paralysie des nerfs vaso-moteurs d'un lobule de la rate pourrait donner lieu d'abord à une turgescence violacée suivie de la coagulation du sang veineux, puis de la nécrobiose du tissu correspondant; nous avons déjà soulevé cette question à propos de l'influence exercée par les oblitérations veineuses. Nous déclarons encore que ces hypothèses attendent la consécration de faits bien observés.

DEUXIÈME PARTIE

Des Infarctus considérés en particulier dans les principaux viscères.

CHAPITRE PREMIER

DES INFARCTUS DE LA RATE.

Les infarctus de la rate sont très-fréquents; nous les avons notés 29 fois sur 48 observations, et ils se sont produits constamment dans les expériences de MM. Prevost et Cotard et les nôtres. Nous rappelons que dans ces expériences l'infarctus de la rate a toujours été marqué à son début par une turgescence violacée limitée à tout le département vasculaire privé de la circulation artérielle, nous avons même prouvé qu'en admettant l'isolement complet des différents départements vasculaires de la rate (opinion généralement adoptée par tous les anatomistes), cette tuméfaction du début ne pouvait être expliquée que par une stase sanguine augmentée par le reflux du sang veineux vers les petits vaisseaux artériels restés vides et par la paralysie locale consécutive des vaisseaux et de toutes les fibres musculaires contractiles de la rate qui sont en rapport avec ces vaisseaux. Nous voyons aussi que vers le cinquième jour chez le chien (exp. 10) l'infarctus se décolore et passe à l'état d'infarctus jaune. C'est dans cet état qu'il est le plus fréquent de l'observer chez l'homme : ainsi sur nos vingt-neuf infarctus de la rate nous en trouvons vingt-quatre qui ont l'aspect jaune, fibrineux et même les autres sont rarement indiqués comme étant franchement des infarctus sanguins; on les dépeint comme une pulpe ramollie, boueuse, d'une couleur plus ou moins brune et foncée; ces infarctus sanguins sont donc relativement rares, ce qui prouve que le changement de couleur ne met que peu de temps à s'opérer; mais on ne peut indiquer au juste ce temps, car on ne connaît que très-approximativement l'âge des infarctus; il est probable d'ailleurs que ce temps peut varier suivant les cas.

Les infarctus de la rate ont une grande tendance à se ramollir et à se réduire en bouillie ou même en kystes puriformes; cela provient sans doute de la prédominance des sucs liquides dans le parenchyme de la rate. Notre relevé mentionne trois ruptures de ces kystes purulents dans le péritoine. Les infarctus devenus jaunes s'entourent d'abord d'un cercle rouge d'hyperémie, puis quelquefois d'une pseudo-membrane ou d'un kyste fibreux; ils peuvent séjourner longtemps dans la rate, sans donner lieu à aucun symptôme appréciable; enfin ils disparaissent en partie ou en totalité, laissant à leur place une cicatrice déprimée. Cependant j'ai été très-surpris en compulsant les observations de ne voir mentionner presque jamais les cicatrices rétractées de la rate tandis qu'on les signale si fréquemment sur le rein.

Les infarctus de la rate sont solitaires, isolés (10 cas), ou multiples (19 cas); on les rencontre quelquefois au nombre de 5 ou 6. Il est douteux qu'ils puissent être plus nombreux; car leur nombre est limité par celui des départements vasculaires isolés de la rate.

Leur forme qui rappelle, comme nous l'avons déjà dit, la distribution des vaisseaux, a été comparée à un cône qui aurait sa base à la surface externe, son sommet au hile de la rate. Ce type présente cependant de grandes variétés déterminées par la conformation spéciale du point de l'organe qui est frappé de nécrobiose.

Nous avons vu que ces masses rouges ou jaunes des infarctus avaient souvent donné lieu autrefois à des erreurs de diagnostic; il serait difficile aujourd'hui de les confondre avec toute autre lésion. Le cancer a des éléments microscopiques et même un aspect extérieur tout différent; il est rarement primitif dans la rate.

Le tubercule de la rate se présente ordinairement sous la forme de granulations miliaires; à l'état de gros tubercules crus, il ne prendra pas l'aspect cunéiforme qui caractérise les infarctus et ne contiendra pas dans son intérieur des vestiges de la trame du tissu de la rate; enfin il sera accompagné presque toujours par la tuberculisation des autres organes et en particulier par celle du poumon.

On ne peut non plus les confondre avec du pus concret infiltré dans la trame des tissus, hypothèse donnée par le professeur Cruveilhier comme explication de ces altérations pathologiques dont la nature était alors inconnue.

Je n'ai pas besoin d'enseigner le moyen de différencier un abcès de la rate d'un infarctus ramolli.

Une seule confusion me semble possible, c'est celle qui peut exister entre l'infarctus sanguin et l'apoplexie sanguine de la rate; les anciens auteurs (Cruveilhier, Barth) ont dû nécessairement la commettre. Cependant nous voyons par notre expérience (n° II) que le sang peut n'être pas extravasé, puisqu'il s'est échappé immédiatement de la tumeur après la section des vaisseaux spléniques. La pulpe de la rate contenant à l'état normal une innombrable quantité de globules sanguins vient encore ajouter à la difficulté, que ni l'inspection directe, ni l'examen microscopique ne peuvent réussir à lever. On est souvent forcé de remonter aux antécédents, aux causes supposées productives. Cependant dans nombre de cas la configuration du noyau rouge, sa position superficielle ou profonde, sa coexistence avec des infarctus dans les autres organes ou des lésions cardiaques et surtout l'état d'oblitération ou de vacuité des artères correspondantes peuvent suffire à lever tous les doutes.

Voici une observation intéressante qui montre dans la rate un infarctus énorme, l'un des plus gros que j'ai pu observer. L'artère splénique est oblitérée par un caillot volumineux qui a pris naissance sur une plaque athéromateuse de l'une des branches de cette artère. On voit aussi par cet exemple qu'il faut chercher ailleurs que dans le volume excessif des infarctus les conditions qui déterminent leur gangrène.

OBSERVATION II.

Gangrène circonscrite du poumon. Infarctus de la rate, à la suite d'une thrombose de l'artère splénique.

Marie (Louis), 65 ans, tourneur en bois, entré le 26 avril 1867, dans le service de M. Barth, à l'Hôtel-Dieu, n'à jamais eu de maladies graves. Cependant, depuis douze ans, il ne se sent pas bien portant, il tousse habituellement et éprouve en outre des palpitations et de l'oppression lorsqu'il se livre à un travail fatigant. Longtemps il a vécu dans une grande pauvreté qui est devenue la misère depuis qu'il ne peut plus travailler : il habite maintenant une loge de portier obscure et malsaine, et sa nourriture est souvent insuffisante ou de mauvaise qualité. Il affirme qu'il n'a jamais fait d'excès, qu'il ne s'est jamais enivré.

C'est un vieillard maigre, pâle, tellement affaibli que ses jambes peuvent à peine le soutenir. Il se plaint surtout de battements de cœur et il montre avec sa main la partie inférieure et latérale de son côté droit où il ressent, dit-il, une vive douleur. Il expectore des crachats muco-purulents assez semblables à ceux des phthisiques, mais l'auscultation ne révèle que quelques râles sonores et sous-crépitants plus nombreux vers la base des poumons que vers leur sommet. La percussion donne une sonorité normale dans toute l'étendue de la poitrine.

La pointe du cœur bat à trois centimètres et demi au-dessous du mamelon gauche ; ses battements sont précipités, très-irréguliers et accompagnés d'un bruit de souffle assez faible au premier bruit et à la pointe.

Le pouls présente de grandes irrégularités dans ses pulsations et il est difficile de le compter. La respiration est fréquente et pénible.

Pendant les huit premiers jours l'état du malade ne fut pas sensiblement modifié ; il se plaignait toujours d'une douleur dans son côté gauche, mais comme l'auscultation de ce point de la poitrine ne révélait aucun signe de pneumonie ou de pleurésie, on attribuait cette douleur à une névralgie ou à la maladie du cœur. Les crachats restent toujours épais, purulents.

Vers le 1er mai, l'expectoration change peu à peu de nature, les crachats prennent une teinte brune jus de pruneaux, tout en restant épais, muqueux et adhérents au fond du vase.

En même temps ils exhalent une odeur fade, semblable à celle du plâtre humide. L'haleine du malade n'est pas fétide. On remarque dans son habitus une certaine prostration et la toux est devenue plus fréquente. L'auscultation fait percevoir de gros râles humides au-dessous de l'aisselle gauche, dans le point de la poitrine qui correspond à la douleur indiquée par le malade. M. Barth peut alors préciser son diagnostic qui est, foyer de gangrène pulmonaire circonscrite ; il annonce qu'une hémorrhagie est à craindre, et quelques jours après, en effet, nous trouvâmes le crachoir du malade plein d'un sang noir mêlé à la matière fétide de l'expectoration. L'haleine du malade devient aussi tellement infecte qu'on peut la sentir à distance ; cependant il n'a jamais exhalé cette odeur repoussante qui suffit, dans certains cas de gangrène pulmonaire, pour empester toute une salle d'hôpital. Les forces du malade s'affaiblissent de jour en jour ; déjà il ne se plaint plus et reste plongé toute la journée dans une espèce de sommeil ; il ne mange plus, il devient encore plus maigre et plus pâle.

Le 10 mai, survient une seconde hémoptysie qui dure aussi lusieurs jours malgré les moyens employés pour la combattre. On entend toujours des craquements humides dans le côté gauche du thorax, le cœur présente toujours ses battements irréguliers. Le pouls faible, irrégulier, intermittent, bat 84 fois par minute.

Respiration courte, sans beaucoup d'anxiété, 44, somnolence habituelle. Subdelirium sans aucune agitation.

Mort le 15 mai, à huit heures du soir.

Autopsie, 17 mai.

1° *Thorax.* — Le poumon gauche adhère très-intimement aux côtes inférieures et au diaphragme ; lorsqu'on arrache les poumons, une large plaque noire de tissu pulmonaire gangrené reste adhérente à la paroi costale et il s'exhale en même temps une puanteur extrême. Une énorme cavité gangréneuse, noire. fétide, limitée par un bord aminci, couleur feuille-morte de la plèvre mortifiée, occupe toute la partie inférieure du lobe supérieur du poumon gauche. Cette cavité, qui pourrait facilement loger le poing, est remplie en partie par des détritus de parenchyme pulmonaire conservant encore la forme de lobules appendus à des vaisseaux. Par une dissection attentive, j'ai pu suivre plusieurs des divisions de l'artère pulmonaire et des bronches jusque dans le foyer gangréneux. Une bronche grosse comme un tuyau de plume se termine brusquement et présente son orifice béant au centre de la cavité ; c'est par cette bronche, sans doute, que les liquides gangréneux et le sang épanché ont pu être rejetés au dehors. La muqueuse de cette bronche ainsi que celle des principaux rameaux voisins est rouge, épaissie et ramollie, mais non ulcérée et gangrenée.

Une grosse branche de l'artère pulmonaire a aussi été détruite par la gangrène ; son extrémité flotte au milieu de caillots noirs ; elle est oblitérée par un coagulum fibrineux grisâtre adhérent à sa paroi, ayant une longueur de deux centimètres environ. Ce caillot est-il consécutif à la gangrène ou l'a-t-il précédée, et, dans ce cas, ne pourrait-on pas lui faire jouer un rôle étiologique important? On rencontre encore plusieurs autres petites artères sphacélées et on se rend facilement compte de la production d'une ou plusieurs hémoptysies.

J'ai dit que le foyer gangréneux était limité en dehors par la paroi costale ; de solides adhérences en fixant les deux plèvres à ce niveau ont empêché la production d'un pneumothorax. Le tissu pulmonaire qui entoure le sphacèle est hépatisé et imprégné d'une sorte d'œdème ; altération probablement secondaire. Le lobe supérieur gauche, non atteint par la gangrène, est très-fortement congestionné, il adhère tellement au diaphragme qu'on le déchire en voulant l'extraire de la poitrine. Congestion également assez forte de la base du poumon droit.

L'un et l'autre poumon ne contient aucune production tuberculeuse, aucun noyau apoplectique.

Les bronches sont enflammées, les ganglions bronchiques sont hypertrophiés et noirs.

Le cœur a son volume ordinaire, pas d'altération du péricarde. Le ventricule droit contient un caillot gélatiniforme qui se prolonge dans l'oreillette et l'artère pulmonaire. Les valves de la valvule tricuspide sont légèrement épaissies ; l'une présente à son centre une plaque jaune, saillante, comprise entre ces deux lames et présentant en son milieu une petite dépression en forme d'orifice actuellement du moins oblitéré ; la seconde lame est seulement un peu épaissie et comme gélatineuse à son bord libre.

Le ventricule gauche contient aussi des caillots noirs, mais en outre on observe un coagulum blanchâtre aplati et rubané engagé par une de ses extrémités entre les valves de l'orifice mitral, se prolongeant par l'autre jusqu'à l'orifice aortique ; ce caillot est plissé sur lui-même en plusieurs endroits, mais il n'est nulle part adhérent à l'endocarde.

Les valvules sigmoïdes et mitrales sont aussi devenues fibreuses et opaques, mais leurs valves peuvent cependant se rapprocher assez facilement. L'orifice auriculo-ventriculaire gauche est légèrement rétréci ; il présente enfin quelques rares concrétions calcaires sur son anneau fibreux.

Nombreuses taches jaunes au-dessous de la membrane interne de l'aorte, mais pas de dégénérescence calcaire.

2º *Abdomen*. — Rate d'un moyen volume très-adhérente au diaphragme et à l'estomac. Toute sa moitié supérieure est occupée par un *infarctus fibrineux*, blanc jaunâtre. Sur une coupe cette altération a l'aspect d'un fromage granuleux, un peu ramolli vers le centre ; on y voit l'orifice de plusieurs petits vaisseaux. Une ligne rouge sinueuse forme une limite nette à l'infarctus, et le tissu de la rate le plus voisin semble être fortement congestionné. L'infarctus pénètre profondément en forme de coing jusqu'au hile de la rate.

L'artère splénique est grosse, dure, tortueuse, énormément distendue par un coagulum et semblable à une artère injectée par une matière solidifiable. Ce coagulum est formé par des globules et de la fibrine roulés en lames comme les feuilles d'un cigare. Ce caillot commence vers la partie moyenne du pancréas et se prolonge jusqu'à la bifurcation de l'artère splénique ; au niveau de cette bifurcation il est complétement décoloré et trèsadhérent ; il envoie un prolongement dans la branche supérieure qui correspond à l'infarctus ; ce prolongement a une longueur de deux centimètres et demi, et se termine en pointe avant d'arriver au lobule de la rate ; la branche inférieure ne reçoit qu'un très-court éperon. Ce caillot, généralement noir et adhérent à la paroi artérielle, est cependant décoloré en plusieurs points, notamment à ses deux extrémités, et dans ces points son adhérence à l'artère est plus grande.

Les reins sont petits, le gauche surtout est atrophié et porte quatre cicatrices larges, fortement déprimées, fibreuses et pigmentées ; la substance corticale semble avoir disparu à leur niveau et elle est remplacée par une lame mince de tissu fibreux. Je crois qu'on peut attribuer ces cicatrices à la guérison d'anciens infarctus.

L'estomac, les intestins, la vessie, ne présentent rien à noter.

Le foie, le pancréas, les capsules surrénales, ont leur apparence normale.

3° *Crâne.* — Légère congestion de la pie-mère ; un très-petit foyer de ramollissement blanc dans le corps strié.

Examen microscopique.

1° *Des détritus gangréneux du poumon :* tissu conjonctif interaréolaire contenant entre ses faisceaux quelques cellules déformées et d'innombrables granulations pigmentaires très-noires.

2° *Des caillots de l'artère pulmonaire et de l'artère splénique ;* c'est de la fibrine lamellaire et granuleuse.

3° *De l'infarctus de la rate.*

Trame de la rate contenant entre les mailles de son tissu conjonctif des amas de globules du sang ; les globules blancs sont très-nombreux relativement, les uns et les autres sont étoilés, déformés, granuleux, et le fond de la masse semble composé de granulations très-fines et de nombreux petits globules de graisse.

4° *Du tissu cicatriciel du rein.*

Les canalicules urinifères ont disparu ; on ne trouve plus que les glomérules de Malpighi qui semblent eux-mêmes comme étouffés par un tissu fibreux rétractile très-abondant.

CHAPITRE II

INFARCTUS DES REINS.

Les infarctus du rein semblent d'après notre relevé être plus fréquents même que ceux de la rate; nous trouvons en effet 32 cas d'infarctus des reins sur 49 observations, tandis qu'il n'y en avait que 29 pour la rate. Dans les expériences déjà citées sur les chiens les infarctus des reins comme ceux de la rate ont été constants; toujours ces lésions étaient multiples sur chaque rein, excepté une seule fois où les deux reins présentaient chacun seulement un infarctus. Ces infarctus solitaires se montrent plus communément dans nos observations pathologiques, 10 fois sur 33. On en trouve rarement plus de 4 ou 5 réunis sur un même rein.

Leur forme est aussi celle d'un coing ou d'un cône, lorsque l'infarctus est un peu considérable; mais quand il est petit, il ne comprend qu'une plaque de la substance corticale, et devient arrondi, s'il est du volume d'un pois ou d'une lentille. Sa position est toujours superficielle; la base tournée en dehors est plus ou moins saillante ou déprimée par rapport au niveau général de la surface rénale; cette base a fréquemment l'aspect d'un polygone irrégulier limité par une ligne rouge foncée présentant fréquemment des angles rentrants et des saillies déchiquetées. Pourvu qu'il soit un peu ancien, la dépression de la surface devient considérable et prend l'aspect d'une cicatrice jaune quelquefois pigmentée présentant des froncements plus ou moins nombreux; la capsule fibreuse du rein adhère énergiquement à la cicatrice et est épaissie à son niveau.

Nous avons vu que ces infarctus présentaient d'abord une

couleur rouge sanguine, et subissaient ensuite comme ceux de la rate une décoloration rapide suivie de la métamorphose graisseuse de tous les éléments anatomiques. Il est en général assez facile de suivre dans le rein ce processus passif. On connaît parfaitement la structure microscopique normale de cet organe et il suffit pour cette étude de comparer des coupes faites dans la portion saine avec les coupes prises au milieu de l'infarctus. Or une coupe préparée d'un infarctus rouge récent du rein présente la disposition suivante :

Tous les vaisseaux capillaires sont remplis par une masse opaque constituée par les globules sanguins plus ou moins déformés; les glomérules de Malpighi sont obscurcis par cette même substance. Les tubes urinifères ont perdu en grande partie leur épithélium; celui-ci se trouve réuni au centre du tubule où il forme un petit amas granuleux. S'il y a eu extravasation sanguine on trouve des globules de sang dans le tissu cellulaire et souvent dans l'intérieur même des tubuli. Quelquefois, les caillots des petits vaisseaux subissent une sorte de rétraction vers leur axe médian et entraînent dans ce mouvement la couche la plus interne de la paroi vasculaire; M. Ranvier m'a fait voir ce curieux phénomène indiqué sur la préparation par la présence de corps fusiformes disposés tout autour du caillot sanguin.

Dans les infarctus anciens, les vaisseaux se distinguent à peine et sont remplis d'une substance granuleuse amorphe ; les tubuli reviennent sur eux-mêmes et sont réduits à une paroi fibreuse ; les glomérules de Malpighi ne présentent plus distinctement que leur membrane d'enveloppe ; mais celle-ci résiste très-longtemps.

Enfin dans les anciennes cicatrices, on ne trouve plus que des gouttelettes graisseuses disposées entre les mailles du tissu cellulo-fibreux de la cicatrice.

Dans les observations on note fréquemment des cicatrices du rein, consécutives à des infarctus ; la guérison de ces lésions est donc assez commune.

Les infarctus peuvent également se confondre dans le rein

avec le tubercule, le cancer, les abcès métastatiques, les kystes devenus puriformes, etc. La diagnostic anatomique repose sur les considérations que j'ai développées à propos de la rate; je n'y reviendrai pas.

Quant au pronostic, je le crois moins grave que pour les infarctus de la rate, ce qui provient sans doute de ce que les infarctus du rein se ramollissent plus rarement et sont entourés d'une capsule fibreuse résistante qui les empêche de se rompre dans la cavité péritonéale. A moins qu'ils ne soient très-nombreux ils n'entravent pas considérablement les fonctions de ces organes. L'observation suivante que je dois à la complaisance de mes amis MM. Sanné et Crouzet, nous offre des exemples remarquables d'infarctus des reins arrivés déjà à une période assez avancée, entourés cependant encore d'un beau cercle rouge d'injection inflammatoire. Cette même malade présentait en outre une gangrène de la jambe; des infarctus de la rate et un infarctus pâle du muscle vaste externe, le seul exemple que j'ai pu observer.

OBSERVATION III.

Gangrène spontanée. — Infarctus multiples de la rate,
des reins et des muscles.

Ch..., (Celine), journalière, âgée de 67 ans, entrée à l'Hôtel-Dieu, salle Saint-Martin, n° 13, service de M. Moissenet, le vendredi 31 mai 1867.

Femme vigoureuse, bonne santé antérieure, variole ancienne.

Cette femme a été prise, dans la nuit de mardi à mercredi dernier, de violentes douleurs dans la jambe droite, et depuis ce moment, elle n'a pu trouver un moment de repos.

31 mai au soir. — La jambe droite ne présente de particulier que la coloration foncée des veines qui sont fortement accusées. Les deux jambes sont à une température assez basse, froides toutes deux, mais sans différence sensible. Faute de thermomètre la température n'est pas prise exactement. Provisoirement la jambe est frictionnée avec du laudanum et enveloppée de ouate. La malade repose.

Lefeuvre.

1ᵉʳ juin. — On cherche inutilement à percevoir les battements de l'artère poplitée ; on croit sentir vaguement ceux de la fémorale.

Au cœur, bruit de galop ; pas de souffle, constipation.

Prescription : Macération de quinquina ; vin de quinquina ; aloès ; acétate de morphine, 0 gr. 05 ; frictions laudanisées.

Le 2. — Pas de repos. Pas de changement.

Le 3. Coloration brune de la partie extérieure du pied droit.

Le 4. Le pied se momifie dans toute son étendue. Embrocation et frictions avec le vin aromatique.

Le 6. Douleurs de plus en plus fortes. La gangrène s'étend. Acétate de morphine, 0 gr. 10.

Le 16. La gangrène est arrivée jusqu'à la partie moyenne de la jambe.

Pansement avec poudre de charbon.

Le 18. La marche envahissante de la maladie offrant un moment d'arrêt, consultation de M. Richet qui se prononce contre l'intervention de la chirurgie. La fémorale ne présente plus aucun battement

Le 19. Rétention d'urine. On est obligé à partir de ce jour, de sonder la malade. La gangrène semble s'arrêter mais sans se limiter.

Le 27. Mort à 11 heures du matin.

Autopsie, 24 heures après la mort.

1° *Cavité thoracique.*

Cœur. Dilatation. Valvules insuffisantes. Le ventricule gauche renferme un caillot blanc, fibrineux, consistant dans toute son épaisseur, adhérent à la valvule auriculo-ventriculaire et prolongé dans l'oreillette par un caillot semblable qui en remplit presque entièrement la capacité.

Poumons sains.

2° *Cavité crânienne.*

Adhérences très-fortes de la dure-mère à la voûte osseuse. Sauf cela rien d'anormal.

3° *Abdomen.* On trouve de nombreux infarctus dans la rate et dans le rein.

Rate. Cet organe a son volume et sa couleur normales ; nombreuses adhérences avec le péritoine. Sa partie médiane est ramollie et presque fluctuante tandis que ses deux extrémités présentent chacune un gros noyau dur, d'un gris jaunâtre dont la couleur apparaît par transparence à travers la capsule fibreuse. Sur une coupe longitudinale de la rate, on voit plus nettement les altérations morbides. Les deux infarctus que nous avons notés aux deux extrémités sont limités par une ligne d'un rouge vif qui présente de nombreuses sinuosités ; la substance de l'infarctus est grisâtre, d'une consistance assez ferme. Par un examen attentif on découvre au sein de cette substance grise la trame trabéculaire de la rate et l'orifice des vaisseaux vides de sang ; l'infarctus est bordé par une bande de tissu très-fortement congestionné et induré. Ces infarctus dont la base correspond à la surface convexe de la rate, ne font point de saillie ou de dépression au niveau de cette surface ; ils sont très-irrégulièrement coniques et leur sommet est situé dans le voisinage du hile. L'infarctus supérieur est petit, du volume d'une noisette ; l'infarctus inférieur est gros comme une noix et aplati. Enfin il existe au centre même de la rate, n'atteignant pas tout à fait la superficie comme les autres infarctus, un noyau volumineux ramolli et presque fluctuant. Il est formé par une bouillie épaisse, grise, un peu colorée en brun, contenue dans une espèce de membrane kystique ; l'aspect de cette pulpe ramollie est tout à fait semblable, sauf la consistance, à la substance des infarctus précédemment décrits ; ce dernier plus imbibé de liquide a subi seulement une désagrégation plus complète.

L'artère splénique est oblitérée par un caillot noir qui ne se prolonge pas dans la branche supérieure de division de cette artère ; mais il atteint la bifurcation de la branche inférieure et se termine à ce niveau par un coagulum d'un blanc nacré, dur et adhérent à l'artère. Ce petit coagulum, formé depuis longtemps, oblitère complétement quelques divisions de l'artère splénique ; il a dû jouer un rôle important dans la production des infarctus ; mais quelle est son origine ? Constitue-t-il un embolus ou s'est-il formé sur place ? Tout porte à croire qu'il est le résultat d'une thrombose artérielle, car il est parfaitement moulé sur une plaque calcaire de l'artère splénique.

Reins. L'un des reins seulement est malade et présente à sa surface trois infarctus jaunes subissant déjà un commencement de rétraction ; la capsule fibreuse du rein adhère médiocrement à ces surfaces malades et lorsqu'elle a été enlevée, les infarctus se présentent sous forme d'une cicatrice déprimée à plis radiés, limitée par une mince zone d'un rouge vif, jaune au centre et parsemée de taches pigmentaires bleuâtres ; les trois lésions offrent à peu près le même volume. Sur une coupe on voit qu'ils ont peu d'étendue en profondeur et ne dépassent pas la couche corticale ; leur section présente une couleur jaune comme leur surface ; on y distingue à l'œil nu une grande quantité de fibres conjonctives et des vaisseaux rétractés et vides de sang.

Je n'ai pas bien pu suivre les divisions de l'artère rénale, mais je n'ai pas trouvé d'oblitération dans les quelques rameaux que j'ai ouverts.

La veine rénale est saine et vide.

Jambe droite sphacélée; gangrène noire sèche en forme de momification remontant jusqu'au-dessus du genou droit.

Artère fémorale est malade et présente de nombreuses plaques athéromateuses et calcaires. Elle est remplie par un coagulum ancien décoloré, adhérent à la paroi, présentant encore par place des traces de stratification et remontant jusqu'à l'artère iliaque externe.

L'artère aorte est athéromateuse mais ne contient pas de coagulum.

Infarctus du muscle vaste externe de la cuisse droite. Cette altération curieuse et rare siégeait dans l'extrémité inférieure du muscle un peu au-dessus de l'insection de son tendon. Elle se présente sous la forme d'un noyau gris jaunâtre ayant le volume et la forme d'un œuf de pigeon ; la coupe fait voir clairement que cette masse jaune n'est point le résultat d'un exsudat ou d'une substance étrangère déposée dans l'épaisseur des tissus ; cette masse ne diffère du tissu musculaire voisin que par la coloration ; elle est formée de faisceaux musculaires ayant la consistance, la disposition et toutes les autres qualités physiques du tissu musculaire sauf la couleur ; les faisceaux voisins au contraire, sont très-hyperémiés ; on dirait même qu'il s'est fait une extravasation sanguine à la limite de l'infarctus. Je n'ai pu trouver l'artériole qui se rendait à cette partie du muscle ; mais on se rappelle que l'artère fémorale était oblitérée dans toute son étendue. Vues au microscope, ces fibres musculaires ne présentaient en effet aucune altération, sauf quelques dépôts isolés des granules pigmentaires. Il n'y a pas de dégénérescence graisseuse.

6° Le foie, le poumon, les intestins ne présentent pas d'infarctus.

CHAPITRE III

DES INFARCTUS DU CERVEAU.

L'histoire des infarctus du cerveau se confond aujourd'hui avec celle du ramollissement cérébral; cette altération pathologique, demeurée si longtemps inexplicable malgré les nombreux travaux qu'elle a fait naître, est souvent en effet le résultat d'une obstruction artérielle; c'est donc un infarctus, qui ne diffère de ceux des autres viscères que par la nature particulière des éléments sur lesquels porte la nécrobiose; mais la cause de cette lésion est la même, son évolution identique. Remarquons seulement que le mot de ramollissement cérébral qui n'indique qu'un changement de consistance de la substance encéphalique, peut être appliqué à d'autres états pathologiques très-différents de la thrombose ou de l'embolie cérébrale. Nous ne nous occuperons sommairement que du ramollissement par obstruction artérielle, le seul qui soit en rapport avec le sujet que nous traitons. Depuis longtemps on avait cru remarquer une relation intime entre le ramollissement et l'altération des artères de la base de l'encéphale; mais on n'apprécia toute l'importance de cette remarque qu'après que les beaux travaux de Virchow se furent fait connaître. L'embolie cérébrale attira tout d'abord l'attention. On reconnut dans les caillots oblitérateurs, des débris de valvules ou des granulations fibrineuses détachées du cœur. Bientôt après on essaya de reproduire artificiellement des ramollissements du cerveau en injectant des substances grenues dans l'artère carotide. Je dois me borner à donner un court résumé des travaux les plus récents sur les ramollissements emboliques, particulièrement ceux de Fritz, de M. Lancereaux, de M. Laborde, de MM. Prévost et Cotard, de M. Proust.

L'infarctus cérébral se présente sous forme de ramollissement rouge ou rosé, de ramollissement jaune et de ramollissement blanc. Ces trois aspects répondent, suivant M. Lancereaux, à différentes périodes de la même lésion; toujours l'infarctus est rouge au début, ensuite il devient jaune par suite de la décoloration des globules et les modifications subies par l'hématosine; la couleur blanche, laiteuse, indique la période ultime du processus régressif. MM. Prévost et Cotard admettent que le ramollissement blanc peut être primitif mais seulement dans des cas exceptionnels, lorsque le malade est débilité par une cachexie profonde comme la diathèse cancéreuse. En effet c'est surtout parmi les cancéreuses du service de M. Charcot à la Salpêtrière, que mes collègues ont trouvé des ramollissements blancs au début.

Quelle que soit l'apparence initiale de la lésion, l'infarctus est constitué essentiellement dans le cerveau comme dans les autres viscères par la métamorphose graisseuse de tous les éléments anatomiques. Les capillaires se couvrent les premiers de granulations graisseuses qui leur forment une espèce de manchon; les tubes nerveux prennent un aspect moniliforme; la myéline qu'ils contiennent se segmente, puis disparaît; les cellules nerveuses se remplissent de graisse, perdent leur noyau, se dissocient. On voit bientôt apparaître des corps granuleux ou corpuscules inflammatoires de Gluge qui sont un produit de cette désorganisation graisseuse mais ne caractérisent nullement l'inflammation. Le sang contenu dans les vaisseaux ou épanché dans le parenchyme se décolore et se transforme lui-même en granulations graisseuses; la matière colorante imbibe les parois du foyer et prend la forme de cristaux d'hématoïdine; les globules blancs persistent plus longtemps, mais finissent aussi par disparaître. Il ne reste plus à la place du tissu cérébral qu'une bouillie ou même une véritable émulsion liquide formée par de l'eau

tenant en suspension des globules gras et des détritus organiques encore incomplétement transformés. On connaît depuis
fort longtemps cette transformation des foyers de ramollissement cérébral et leur guérison par l'absorption ou l'enkyste-
ment des produits de cette période ultime. Les plaques jaunes
que l'on trouve fréquemment dans la substance grise des cer-
veaux des vieillards constituent un autre mode de guérison
pour les infarctus situés à la superficie.

Lorsqu'on pousse une injection chargée de graines de
tabac (voy. le mémoire de MM. Prévost et Cotard) dans le
bout central de l'artère carotide primitive d'un chien, on peut
produire des infarctus multiples dans la rate, les reins, le cerveau, etc. Cette multiplicité des lésions s'observe aussi assez
souvent chez les hommes atteints de ramollissements cérébraux : j'ai constaté cette coïncidence dans 23 observations.
Cependant l'infarctus cérébral se voit isolément plus souvent
que les autres, par la raison que le cerveau est en communication plus directe avec le cœur et la crosse de l'aorte, que la
rate ou le rein par exemple; il est naturel que les substances
emboliques viennent tout d'abord y former des obstructions.

La fréquence des lésions du cœur, des dégénérescences
athéromateuses et calcaires de la crosse de l'aorte à un âge
avancé, expliquent la fréquence de l'infarctus cérébral chez les
vieillards.

La lésion anatomique du ramollissement cérébral est facile
à constater, mais il est souvent difficile de dire si cette lésion
a été produite par une obstruction artérielle et si cette
obstruction artérielle est elle-même le résultat d'une throm
bose ou d'une embolie. Généralement on trouve l'oblitération
artérielle dans l'artère sylvienne. Je renvoie pour plus de
développements aux ouvrages originaux que j'ai cités; je
veux seulement terminer cette courte description des infarctus du cerveau par deux observations de ramollissement emboliques qui présentent quelques particularités intéressantes.

Observation IV.

Hémiplégie gauche. Ramollissement cérébral. Oblitération de l'artère sylvienne, par embolie provenant d'un foyer athéromateux et calcaire de la valvule mitrale.

Un chiffonnier âgé de 59 ans, ramassé sur la voie publique, est conduit à l'hôpital Cochin, le 27 mai 1866 au matin.

Il est plongé dans un sommeil lourd et stertoreux, et il bredouille souvent des mots inintelligibles, sans connaissance de ce qui se passe autour de lui.

Le côté gauche de la face est paralysé ainsi que le bras et la jambe du même côté. La sensibilité est conservée.

Jambes œdématiées.

Irrégularités des battements du cœur ; souffle peu intense, accompagnant le premier bruit ; redoublement du second bruit.

L'état comateux ne dura pas longtemps. Le malade comprit bientôt les questions qu'on lui posait, et put donner quelques renseignements sur son état. Il avait été frappé dans la nuit de cette attaque d'apoplexie.

Traitement. Sinapismes, purgatifs.

L'amélioration du second jour fait place le 29 à une fièvre intense avec sueurs abondantes, dyspnée, expectoration incomplète et le malade succombe dans la soirée, au milieu d'un coma stertoreux et asphyxique.

Autopsie, 36 heures après la mort.

1° *Cerveau.* Adhérences des méninges aux corps de Paccioni. Artères de la base de l'encéphale parsemées de plaques blanches athéromateuses. L'artère carotide interne droite est remplie à sa terminaison par un caillot qui envoie un prolongement vers la cérébrale antérieure et vers l'artère sylvienne. Ce caillot d'un blanc grisâtre et très-dur en son milieu, oblitère également l'embouchure de la petite artère choroïdienne.

Substance grise des circonvolutions et centre ovale sains des deux côtés. Ramollissement pultacé du corps calleux surtout à droite. Mais la principale et primitive lésion siége dans le noyau intraventriculaire du corps strié droit. Sa substance grise, entraînée par un filet d'eau laisse à sa place une sorte de caverne creusée entre le noyau blanc du corps strié et la couche optique ; bordé par conséquent en arrière par la bandelette demi-circulaire, béant en dedans dans le ventricule moyen. Les parois de cette cavité présentent une couche grise ramollie de laquelle se détachent une infinité de petites houpes granuleuses et flottantes. Cette pulpe ramollie est colorée en brun rougeâtre ; il n'y a pas trace d'hémorrhagie.

2° *Cœur.* Volumineux. Orifices sains excepté l'orifice auriculo-ventriculaire gauche qui est rétréci en forme d'un croissant, mais non insuffisant. Ce rétrécissement a pour cause une production calcaire considérable, développée à la base de la valvule interne de cet orifice. Cette production calcaire, comprise entre les deux lames fibro-celluleuses qui forment la valvule, présente en son centre une cavité remplie d'un liquide gras qui tient en suspension une grande quantité de *très-fines granulations calcaires.* Ces granulations peuvent s'échapper dans le ventricule par un petit orifice : ce sont elles sans doute qui ont produit les oblitérations et les lésions cérébrales.

D'ailleurs tout le système artériel est envahi par la dégénérescence athéromateuse et calcaire ; on trouve en outre un foie demi-cirrhotique, l'altération rénale de la maladie de Bright. Toutes ces lésions proviennent d'une même cause, l'alcoolisme ; cet homme était un ivrogne.

OBSERVATION V.

Polypes fibrineux remarquables implantés sur la valvule mitrale. Embolie cérébrale. Foyers de ramollissement rouge dans les deux hémisphères.

C..... (Marie Rose), âgée de 54 ans, femme de ménage, entre à l'hôpital Cochin le 1er juin 1866. Autrefois d'une forte constitution, cette femme est maintenant amaigrie et emphysémateuse depuis longtemps.

A son entrée la malade se plaint surtout d'une oppression très-grande ; en outre elle a perdu complétement l'appétit depuis quelques jours.

L'examen des signes physiques nous fait constater : une sonorité exagérée de la poitrine, une respiration faible mêlée de quelques râles sibilants.

Pouls peu fréquent, irrégulier présentant des intermittences. L'auscultation du cœur révèle aussi une irrégularité de ses battements, et en outre, un redoublement du second bruit. Il n'y a pas d'œdème des jambes.

La langue est blanche, saburrale, comme dans un embarras gastrique.

Prescription. Vomitif: poudre d'ipéca, 1 gr. 50; tarte stibié, 0 gr. 05; vin de Bordeaux 150 gr.

2 juin. La médication a produit peu de vomissements, mais de nombreuses garde-robes.

Le 4. La précédente purgation a été suivie d'une diarrhée extrêmement abondante (20 selles par jour).

On prescrit 30 gr. de sulfate de soude pour agir sur l'intestin par la méthode substitutive. Et outre frictions sur la poitrine avec huile de croton.

Le 6. La diarrhée persiste, la faiblesse s'accroît.

Prescription. Sous-nitrate de bismuth, 4 gr.; vin de quinquina, 120 gr.

Le 7. Une pilule d'opium de 0 gr. 05; sans-nitrate de bismuth, 4 gr.; diascordium, 4 gr.: un quart de lavement amidonné et laudanisé.

Le 8. La diarrhée a diminué.

On supprime le diascordium et le bismuth.

On donne une potion gommeuse.

Le 9. La diarrhée a reparu et est combattue de nouveau par bismuth, diascordium et quart de lavement laudanisé.

Le soir la malade s'inquiète, parce que à de certains moments elle ne peut prononcer les mots, elle craint de perdre la parole.

Le 10. La malade répète encore que parfois elle balbutie et ne peut arriver, malgré tous ses efforts, à prononcer certains mots.

La diarrhée persiste toujours, amenant une faiblesse considérable avec menace de syncope.

Le 11. A deux heures de l'après-midi, la malade perd en effet complétement l'usage de la parole, en même temps que tout son côté gauche, y compris la face, est privé complétement du sentiment et du mouvement. Cette hémiplégie est survenue sans apoplexie, c'est-à-dire sans perte de connaissance et aussi sans que la malade s'en soit aperçue.

Le soir la malade a peu de fièvre; elle conserve pleinement sa connaissance et bredouille quelques mots qu'on comprend difficilement; souvent elle porte vers son sourcil droit sa main qui n'est pas paralysée.

Cependant la diarrhée persiste, la faiblesse est grande, légère agitation ; pouls 84, présente quelques intermittences.

Pas de toux depuis plusiéurs jours.

Le 12. Les battements du cœur sont un peu sourds, sans bruits anormaux ; la sensibilité est revenue en partie dans le côté paralysé.

Vers midi, la religieuse s'aperçoit que le côté droit est pris aussi de paralysie ; depuis ce moment l'état de la malade s'est beaucoup aggravé.

Le soir elle est à l'agonie ; pouls filiforme, battant environ 80 fois par minute, mais bien des pulsations manquent. Respiration 20 à la minute. L'auscultation fait percevoir de gros ronflements et des râles trachéaux.

Extrémités refroidies et cyanosées.

Résolution générale, insensibilité complète. Mort à cinq heures et demie.

Autopsie, 36 heures après la mort.

1° *Crâne*. Dure-mère et anachnoïde saines, sans néo-membranes.

Pie-mère très-congestionnée, mais sans exsudat ; elle n'est pas épaissie et s'enlève facilement. Au-dessous, la substance grise cérébrale présente une teinte d'un rose tendre, indiquant une légère hyperémie vasculaire.

Le lobe postérieur gauche présente sur sa face interne et immédiatement au-dessous de la pie-mère, un noyau de ramollissement rouge ressemblant, pour son volume, sa forme et sa couleur à une fraise de moyenne dimension. Il occupe toute l'épaisseur de la substance grise, et est limité extérieurement par la pie-mère qui offre à son niveau une suffusion sanguine. C'est une bouillie, faite avec la substance cérébrale et du sang extravasé.

Ce foyer d'hémorrhagie capillaire (Cruveilhier), est la seule lésion qu'on observe dans l'hémisphère gauche ; mais le pédoncule cérébral du même côté présente aussi un certain degré de ramollissement sans hémorrhagie, siégeant dans son centre ou locus niger. Un mince filet d'eau entraîne la substance cérébrale. Peut-être explique-t-il mieux que le premier foyer, la paralysie survenue du côté droit le jour de la mort.

Dans l'hémisphère droit, un petit sablé fin des substances blanche et grise. Dans le centre ovale de Vieussens un noyau de ramollissement rouge tout à fait analogue, par son apparence, au ramollissement de l'hémisphère gauche ; il a la grosseur d'une noix.

Les ventricules ne contiennent ni sang, ni sérosité abondante. La voûte à trois piliers et surtout le septum sont un peu diffluents. Mais on observe un beau ramollissement jaune du corps strié droit, sans hémorrhagie interstitielle : ce ramollissement qui s'étend jusqu'à l'Insula a désorganisé surtout la substance grise du noyau intra-ventriculaire.

Le pédoncule cérébral droit, le cervelet, les tubercules quadrijumeaux, la couche optique, la protubérance, le bulbe sont parfaitement normaux.

Les artères de la base de l'encéphale sont un peu athéromateuses. Les deux carotides internes sont oblitérées à leur terminaison par un caillot qui se prolonge dans les artères sylviennes et cérébrales antérieures. Le caillot de la carotide droite est tout gris au niveau de la bifurcation de l'artère et paraît plus ancien que celui du côté opposé ; adhérence médiocre à la paroi artérielle. Perméabilité de tronc basilaire et des cérébrales postérieures.

2° *Thorax*. Cœur petit, très-flasque, un peu graisseux. Endocarde d'un rouge lie de vin. Orifices du cœur droit sont sains.

A gauche les valvules sigmoïdes de l'aorte sont peu athéromateuses et raides, peuvent cependant fonctionner.

La valve interne de la valvule mitrale présente sur sa face pariétale, dans l'angle qui est formé par cette valve et l'orifice aortique, de nombreuses productions polypeuses, dont trois atteignent presque le volume et la forme d'un noyau d'amande. Elles sont pour la plupart longuement pédiculées ; l'une d'elles n'adhère même que par un filament très-fin et facile à rompre. Leur texture est grenue, leur consistance friable, leur apparence grise comme de la fibrine.

Elles ne pouvaient guère mettre obstacle au fonctionnement des valvules, mais il pouvait facilement s'en détacher des fragments, entraînés par la circulation.

Quelques plaques athéromateuses dans l'aorte. La trachée et les bronches présentent une hypertrophie des stries longitudinales, sans rougeur.

Poumons congestionnés et emphysémateux.

Pleurésie droite peu abondante, exsudative, et pseudo-membraneuse.

3° *Abdomen*. Foie jaunâtre, flasque.

Rate ramollie à une extrémité et présentant en ce point comme un dépôt de sang.

Reins un peu congestionnés.

Estomac et intestin grêle normaux.

Gros intestins présentant une inflammation de la muqueuse avec hypertrophie des follicules isolés.

Examen microscopique : 1º *Des polypes de la valvule mitrale :*
Granulations très-fines de fibrine en régression.

2º *Du caillot oblitérant la carotide droite :*
Nombreux leucocythes mêlés à des globules rouges et à des granulations fibrineuses.

3º *Matière du ramollissement rouge :*
Amas de globules rouges et blancs entre lesquels on voit des fibres et des cellules nerveuses; certains capillaires ont subi la dégénérescence granulo-graisseuse.

4º *Fibres musculaires du cœur :*
Sont cassantes et déjà envahies par de fins corpuscules de graisse.

CHAPITRE IV

INFARCTUS DES INTESTINS.

Nous n'avons trouvé qu'un seul cas d'infarctus intestinal parmi les observations que nous avons compulsées. Il est tiré du mémoire si fécond en faits de toutes sortes de MM. Prevost et Cotard (obs. 35) : c'est une vieille femme de la Salpètrière (77 ans) qui, prise d'une hémiplégie subite, mourut au bout de trois jours. A l'autopsie, qui fut faite (probablement) quarante-huit heures après la mort, on trouva : des plaques jaunes de l'hémisphère droit, un ramollissement pulpeux du cerveau imbibé de sang, formant une bouillie rouge qui occupe le corps strié; dans la rate, une partie pâle, très-anémiée, infarctus, d'après les auteurs, qui paraît, à la coupe, formée de substance plus compacte que le reste de l'organe et ne laisse échapper presque pas de sang ; dans les reins existent plusieurs infarctus anciens, jaunes, déprimés.

Intestin. « Une anse de l'intestin grêle présentait en un point un aspect d'injection et de ramollissement rouge grisâtre (assez analogue à de la gangrène) ; en l'ouvrant et en versant de l'eau dessus il se produisit une perforation ovalaire, qui prouvait le degré de ramollissement de l'organe. Cette altération s'étendait sur une étendue d'environ 2 à **3** centimètres. Dans un autre point, tache rouge assez analogue. L'oblitération artérielle n'a pas été recherchée avec soin. Il s'agissait très-probablement d'un infarctus. »

M. Lancereaux (thèse de Paris, *Thrombose et embolies cérébrales*) rapporte aux infarctus intestinaux l'existence de certaines plaques jaunes, formées d'un dépôt de substances granulo-graisseuses, que l'on trouve quelquefois le long des parois intestinales.

Enfin les injections de graines de tabac dans le système artériel des chiens, ont produit cinq fois sur huit des lésions intestinales (rougeur, ramollissement, sphacèle) que l'on pouvait rapporter à l'oblitération des artères mésentériques correspondantes. Dans notre expérience II, nous avons vu l'altération se produire sous nos yeux, et je n'en rappellerai que les principales phases, que je résume ainsi :

1° Anémie de l'anse intestinale qui correspond aux artères oblitérées, et stase du sang dans les gros troncs veineux qui suivent le trajet de ces artères ;

2° Hyperémie ou fluxion collatérale qui développe les anastomoses voisines pour rétablir la circulation dans les parties anémiées, sans pouvoir réussir complétement, à cause de la trop grande longueur de l'anse malade (environ 12 à 15 centimètres).

3° Déchirure de certains petits vaisseaux et transsudation du sang le long du trajet de ces vaisseaux ;

4° Imbibition de tous les tissus par ce sang transsudé, qui donne à l'anse mortifiée un aspect rouge livide.

Nous voyons que les phénomènes qui surviennent dans ce cas sont très-analogues à ceux qu'on observe sur une anse intestinale étranglée, bien que la fluxion sanguine se fasse dans ce dernier cas d'une façon fort différente.

Ces phénomènes sont bientôt suivis du ramollissement et de la désorganisation de l'anse intestinale privée de circulation; la présence des gaz intestinaux détermine en même temps la putréfaction. Les expériences sur les chiens prouvent que la gangrène peut être complète au bout de vingt et une heures dans certains cas (exp. 11, mémoire déjà cité). On sait aussi avec quelle rapidité peut se produire le sphacèle dans certains étranglements herniaires.

Si l'oblitération porte seulement sur une petite artériole, la fluxion collatérale doit rétablir rapidement la circulation et empêcher la mortification. Si cette circulation anastomotique ne se rétablit que d'une façon incomplète et qu'une petite partie seulement de l'épaisseur de la paroi intestinale reste exsangue, elle pourra puiser dans le contact des parties saines qui l'environnent une vitalité suffisante pour subir seulement le processus nécrobiotique; l'infarctus sera alors constitué par une plaque granulo-graisseuse analogue aux dépôts dits fibrineux de la rate et des reins; cette plaque pourra même se ramollir et donner lieu à divers accidents. Je pense toutefois que cette conséquence de l'oblitération des mésentériques doit être excessivement rare, et, pour ma part, je n'en ai observé aucun exemple. Peut-être aussi est-il possible que la muqueuse intestinale soit elle-même affectée par le processus nécrobiotique et que la destruction moléculaire qui en est la conséquence se traduise plus tard par un ulcère spécial, ainsi que l'admet Virchow pour l'estomac et les intestins.

CHAPITRE V

INFARCTUS DU CŒUR ET DES MUSCLES.

§ I. — *Infarctus du cœur.*

Nous trouvons mentionnés sept fois dans notre relevé les infarctus du cœur. Presque toujours ils avaient leur siége dans la paroi du ventricule gauche, et ils ont déterminé deux fois la rupture de cette paroi (voy. obs. de Vulpian, *Union médicale*, 1866, p. 417, et obs. de Magnan et Bouchereau, communiquée à la Société de biologie, mois de juin 1867, rapportée dans ce travail). L'aspect des infarctus du cœur est très-variable dans les sept observations que j'ai citées d'abord. Ils s'offrent assez fréquemment sous la forme d'un ramollissement circonscrit des fibres musculaires du cœur. Ces fibres sont réduites en une bouillie rouge (infarctus sanguin). C'est ainsi qu'ils sont décrits dans les observations de MM. Vulpian, Magnan et Bouchereau, et aussi dans celles de Virchow, tirées de la thèse de M. Hermann. Dans cette dernière observation, qui est rapportée comme un exemple d'endocardite maligne, l'auteur, après avoir décrit des lésions multiples du rein, de la rate, du foie et des poumons, ajoute : « Il existe *un foyer conique ramolli* de la paroi du cœur, qui n'est autre chose qu'une myocardite très-localisée. »

Nous avons trouvé aussi des exemples d'infarctus jaunes fibrineux (obs. de M. Charcot, présentée à la Société de biologie, 1851); la troisième observation du mémoire de Senhouse-Kirke, où cet auteur décrit, dans le cœur, des taches jaunes entourées d'une aréole rouge. Enfin les observations du D. Ernst OEdmansson (Dublin, *Medical Press*, 14 juin);

de MM. Duguet et Hayem (lues à la Société de biologie, 1865), sont des exemples de fonte puriforme des infarctus décolorés.

J'avoue que je conserve quelques doutes sur la nature de la plupart de ces lésions. Sont-ce bien des infarctus ? La plupart des descriptions manquent de détails : on dit rarement si les foyers puriformes étaient constitués par des détritus nécrobiotiques ou par des globules purulents ; l'observation de Virchow, rapportée dans la thèse de Hermann, donne l'idée d'une infection purulente plutôt que d'une endocardite. Ces infarctus du cœur, accompagnés d'abcès des poumons, du foie, de la rate, etc., ressemblent bien aux abcès métastatiques. L'oblitération des artères coronaires, qui serait d'une grande valeur pour établir la nature de ces lésions, n'a été rencontrée qu'une seule fois (obs. de M. Vulpian); trois fois on n'a pas même songé à rechercher cette oblitération, et ce qui rendrait la question encore plus douteuse, c'est que dans les trois autres observations on a trouvé les artères coronaires perméables; il est vrai que la recherche de ces oblitérations est souvent minutieuse et difficile, et que celle-ci a pu échapper à un examen rapide et superficiel (voy. obs. de MM. Magnan et Bouchereau).

MM. Prévost et Cotard ont aussi observé, dans une de leurs expériences (exp. 3) sur les chiens, une lésion du cœur accompagnée de l'oblitération de l'artère coronaire antérieure par des graines de tabac, lésion qu'ils ont assimilée à un infarctus; cette altération s'est offerte à leurs yeux dix-neuf heures seulement après l'injection sous l'apparence d'une *tache pointillée rouge*, siégeant sur une des colonnes de premier ordre du ventricule gauche, partie supérieure.

On voit que les matériaux que j'ai pu amasser sont peu nombreux et surtout manquent de toutes les clartés désirables; il serait donc téméraire d'essayer de construire aujourd'hui l'histoire des infarctus du cœur, comme j'ai pu le faire pour ceux de la rate. Il paraît seulement probable que la portion de tissu musculaire qui correspond à la branche

Lefeuvre.

7

oblitérée, se ramollit, s'imbibe de sang extravasé et prend d'abord l'aspect d'une bouillie sanguinolente; ce premier degré de l'infarctus suffit pour amener une rupture des parois du cœur, suivie d'une mort rapide. On pense aussi que ce foyer de ramollissement n'occupant qu'une partie de l'épaisseur de la paroi, peut s'ouvrir, soit en dehors dans le péricarde, plus fréquemment en dedans dans les cavités cardiaques; dans ce derniers cas, le sang pénètre dans la cavité restée vide et donne lieu à un anévrysme partiel du cœur (Vulpian, Pelvet), ordinairement suivi d'une déchirure complète de la paroi.

Enfin la portion du tissu frappée de nécrobiose peut rester enclavée dans l'épaisseur du tissu musculaire du cœur et subir, comme dans les reins, la rate, etc., l'évolution des parties organiques privées d'une circulation active. C'est alors que l'infarctus se décolore et prend l'aspect d'une masse jaune que l'on a pu confondre avec un dépôt de fibrine, du pus concret, du tubercule ou du cancer. Je ne répéterai pas les considérations qui servent à établir le diagnostic; elles sont à peu près les mêmes que pour le rein et la rate. L'erreur sera encore plus facile à commettre quand ces masses jaunes, ramollies, auront pris l'aspect d'abcès métastatiques. J'ai déjà dit que je craignais que cette confusion n'eût été commise dans quelques-uns des cas qui ont été publiés.

Je reproduis ici l'observation qu'ont bien voulu me communiquer mes amis et anciens collègues, MM. Bouchereau et Magnan, et que j'ai eu l'occasion de citer dans ce chapitre; elle est intéressante à plusieurs titres, et notamment au point de vue de la multiplicité des lésions emboliques; aussi cette observation a-t-elle été l'objet d'une présentation à la Société de biologie (juin 1867).

OBSERVATION VI.

Infarctus multiples avec ramollissement dans plusieurs organes. — Rupture de la paroi antérieure du ventricule gauche du cœur, par MM. Magnan et Bouchereau, médecins du bureau central d'admission des asiles d'aliénés de la Seine.

La nommée L... (Marie), âgée de 60 ans, est amenée au bureau d'admission des asiles d'aliénés de la Seine (Sainte-Anne) le 4 mai 1867.

Cette femme, dont la santé était habituellement bonne, présentait depuis quatre ans un affaiblissement léger de la mémoire, un peu d'embarras de la parole, de temps en temps quelques étourdissements.

Il y a quinze jours environ, elle a été prise de cécité subite, sans perte de connaissance, sans troubles appréciables du côté de la motilité ni de la sensibilité; sept jours après, il survint de l'agitation avec cris, paroles incohérentes et une perte de connaissance momentanée.

L'agitation continuant, la malade est conduite au bureau d'admission. A son entrée on constate les phénomènes suivants : fièvre s'accompagnant de désordre dans les actes. La malade placée au lit essaye de se lever, rejette les couvertures, pousse des cris sans articuler un mot, ne répond à aucune question; quand on l'interroge elle paraît entendre. La vision est abolie, la motilité affaiblie, mais sans hémiplégie, ni paralysie véritable.

Le pied gauche et l'extrémité inférieure de la jambe sont infiltrés; la face interne de la jambe est douloureuse au toucher; l'on sent sous le doigt un cordon noueux dans la direction de la veine saphène interne.

La fièvre continue, l'agitation persiste, l'œdème de la jambe augmente, et en plusieurs points la peau du membre présente des taches violacées.

La malade s'affaiblit de plus en plus et la mort arrive à 11 heures du soir, le 7 mai, sans nouveaux accidents.

Autopsie. L'autopsie est faite le 9 mai, quarante et une heures après la mort.

1° *Cavité cranienne.*

Les téguments et les os du crâne n'offrent rien de particulier; les méninges sont transparentes dans les deux tiers antérieurs des hémisphères, mais du côté droit elles présentent sur la corne occipitale une teinte rouge foncée dans l'étendue de la largeur d'une pièce de 2 francs ; on trouve en ce point un épanchement sanguin disposé en nappe, recouvrant la surface du cerveau, et infiltré dans la pie-mère correspondante.

À l'extrémité postérieure de l'hémisphère gauche, les méninges sont épaissies, opalines ; elles adhèrent à la substance corticale qu'elles entraînent dès qu'on exerce une traction ; à ce niveau on trouve un foyer de ramollissement du volume d'une amande, composé de deux portions, l'une centrale, un peu dure, rougeâtre, l'autre périphérique, molle et jaunâtre.

Sur le même hémisphère, tout près de la grande fente cérébrale, à 12 centimètres environ de l'extrémité antérieure du lobe frontal, les méninges sont épaissies, et la substance cérébrale sous-jacente est ramollie, le tissu coloré en jaune foncé, sur une étendue qu'on peut comparer à une pièce de 2 francs : cette altération ne dépasse pas la substance grise.

Du même côté, dans l'épaisseur de la substance blanche existe un foyer hémorrhagique du volume d'un pois ; on aperçoit tout autour d'autres foyers plus petits.

La substance blanche de l'hémisphère est parsemée d'un pointillé rouge, formé de petits noyaux de volume variable.

Le cervelet, les pédoncules, la protubérance et le bulbe ne présentent pas de lésion appréciable.

Les artères de la base sont généralement saines ; à peine quelques traces d'athérome ; dans l'une des grosses branches, la cérébrale moyenne probablement, on a rencontré une embolie de forme ovalaire, remplissant toute la cavité du vaisseau ; la paroi du vaisseau à ce niveau n'offre aucune altération. Sur d'autres artères de la périphérie, on aperçoit des points légèrement renflés ; le vaisseau se trouve rempli à ce niveau d'une substance molle et grisâtre formée de matière athéromateuse.

2° Cavité thoracique.

Cœur. Le péricarde est distendu par du liquide, et présente une teinte bleu foncée par transparence ; à l'ouverture, de la sérosité sanguinolente s'échappe en certaine quantité, et une masse de sang coagulé, noirâtre, pouvant peser environ 300 grammes.

Sur la face antérieure du cœur, tout près du sillon auriculo-ventriculaire, en approchant de la pointe on reconnaît une ecchymose plus colorée au centre qu'à la circonférence, au milieu de laquelle on distingue une place ou plutôt une légère éraillure à bords irréguliers ; le tissu à cet endroit paraît altéré ; quand on examine la paroi interne on voit des colonnes charnues brisées irrégulièrement, d'autres rompues d'une façon plus nette, ce qui semble indiquer que ces dernières n'ont cédé qu'au dernier moment ; on reconnaît alors l'orifice interne de la plaie par laquelle le sang s'est échappé de la cavité du ventricule gauche. Le tissu musculaire est ramolli, coloré en brun rougeâtre ; on peut enlever facilement des débris de tissu altéré.

Aorte. Sur le bord libre d'une des valvules sygmoïdes, siége une végétation de la grosseur d'une petite mûre à surface irrégulière ; les valvules sont indurées à leur base ; l'aorte a subi l'altération athéromateuse, et en quelques points on trouve des plaques athéromateuses variant en étendue de la largeur d'une pièce de 50 centimes à celle d'une pièce de 1 franc.

Les artères coronaires ont été examinées ainsi que leurs branches et l'on n'a pas trouvé de caillot oblitérant le vaisseau ; malgré le soin apporté dans cette recherche, une branche artérielle peut avoir été négligée.

Les poumons offrent une coloration rouge foncé ; le tissu crépite ; pas de noyaux apoplectiques dans leur épaisseur.

3° *Cavité abdominale.*

Le foie a une teinte jaunâtre ; on n'aperçoit pas de noyaux apoplectiques à sa surface, mais dans l'épaisseur de l'organe on remarque en un point un petit noyau d'un rouge foncé.

La rate est volumineuse, fluctuante : au centre existe un vaste foyer, rempli de bouc sanguinolente ; la veine et l'artère spléniques sont oblitérées par des caillots blanchâtres.

On remarque à l'extrémité inférieure du rein gauche et sur sa face antérieure une plaque d'un brun sombre, un peu fluctuante, de forme ovoïde, à grand diamètre vertical ; tout autour le tissu est violacé ; 3 centimètres plus haut, il existe une petite tache de la grosseur d'un grain de millet, ayant même apparence.

A la partie moyenne du rein droit et sur sa face antérieure se trouve une plaque bleuâtre, de forme ovalaire, placée dans une position tout à fait symétrique à celle que l'on a indiquée sur le rein gauche.

Les ovaires sont atrophiés ; le droit contient un kyste séreux.

Vaisseaux. L'aorte présente en différents points de son étendue des plaques athéromateuses, plus particulièrement au niveau de la crosse et dans sa portion abdominale. Vers la terminaison de l'aorte, les plaques sont dures, résistantes, calcifiées même ; leur étendue varie ; quelques-unes sont ulcérées ; au niveau de la bifurcation de l'aorte existe un caillot qui se prolonge dans les artères iliaques.

Vers la fin de l'iliaque primitive droite on trouve un caillot qui paraît l'oblitérer complétement ; l'hypogastrique droite contient également un caillot.

Dans la partie inférieure de l'iliaque externe du côté droit, on observe un caillot tres-étendu qui remplit la cavité du vaisseau, de même dans l'artère crurale qui est oblitérée dans toute son étendue.

La veine saphène interne du côté gauche a cessé d'être perméable au sang, jusqu'au niveau du genou ; des plaques bleuâtres se remarquent sur les téguments en plusieurs points qui correspondent au trajet de cette veine ; on trouve du sang épanché dans le tissu cellulaire sous-jacent.

Les muscles du mollet du côté gauche contiennent des foyers de sang épanché.

§ 2. *Infarctus des muscles de la vie de relation.*

Les muscles de la vie de relation présentent très-rarement des infarctus, à moins qu'on ne veuille considérer les gangrènes des membres qui succèdent à l'oblitération des grosses artères, comme de véritables et énormes infarctus, considération qui a sans doute une certaine valeur. On comprend cette rareté des infarctus des muscles : en effet les artères musculaires ont fréquemment entre elles de fortes anastomoses, et si une artère principale est oblitérée, les contractions musculaires viendront suppléer en grande partie l'absence de la vis a tergo et rétabliront promptement la circulation. On sait en effet que l'oblitération d'une artère, de la fémorale par exemple, ne produit la gangrène d'un membre, que lorsqu'elle occupe le vaisseau dans une très-grande longueur et rend par cela même long et difficile le rétablissement de la circulation anastomotique.

Cette circulation collatérale trouverait-elle des obstacles dans la disposition anastomotique du réseau vasculaire, qui nourrit le grand droit de l'abdomen? je l'ignore et je constate seulement ici le fait de la fréquence de la formation des infarctus dans ce muscle. Ils se présentent dans cette région sous la forme de noyaux rouges apoplectiques qui peuvent subir plus tard la régression graisseuse. Nous ne pourrions pas décider si ces lésions représentent bien dans tous les cas de véritables infarctus.

La paralysie des muscles et des vaisseaux d'un membre ou d'une région, nous paraîtrait être, du moins théoriquement, une condition excessivement favorable pour la production des infarctus musculaires; il serait possible d'instituer des expériences pour chercher une confirmation de cette hypothèse. En effet, le seul infarctus musculaire que j'ai vu siégeait dans un membre dont la circulation était entravée par une oblitération considérable de l'artère crurale, qui avait déterminé la gangrène de la jambe, et par suite une immobilité assez prolongée (obs. III).

Le muscle malade était le vaste externe de la cuisse droite; les fibres musculaires sont pâles, complétement décolorées; ce noyau anémique est entouré d'un cercle rouge vif d'injection; l'examen microscopique ne révèle aucune altération de fibre musculaire, seulement un léger dépôt de pigment granuleux.

CHAPITRE VI

DE QUELQUES AUTRES INFARCTUS RARES OU PEU CONNUS.

§ 1. *Infarctus du foie.*

On ne comprend pas pourquoi les infarctus du foie sont si rares, qu'il en existe à peine dans la science quelques observations. L'artère hépatique, d'un volume inférieur il est vrai à celui de la splénique ou des rénales, n'est-elle pas ouverte et exposée aux mêmes embolies que ces artères? Le foie reçoit en outre le système vasculaire de la veine-porte qui peut devenir également le siége d'oblitérations (phlébite de la veine-porte). Cette rareté doit peut-être s'expliquer par une disposition particulière du réseau capillaire hépatique, qui permettrait un prompt rétablissement de la circulation à la suite des obstructions des vaisseaux, mais ce n'est qu'une hypothèse.

Les infarctus ne présentent pas d'ailleurs dans le foie cette apparence caractéristique qu'ils revêtent dans les autres organes. On peut en juger par les quelques descriptions suivantes, tirées des observations.

1º Obs. de M. Lancereaux, (*Gaz. méd. de Paris*, oct. 1862). Embolies artérielles multiples à la suite d'une endocardite ulcéreuse :

« *Foie*. — Vers le centre de l'organe existe une sorte de petite tumeur d'un jaune plus clair, tranchant sur la coloration du parenchyme ; cette altération qui de prime abord a l'aspect d'un lipome, se trouve constituée par une matière fibroïde et des cellules hépatiques renfermant une grande quantité de graisse.

« Plusieurs branches de l'artère hépatique sont incomplètement obstruées ; on rencontre au niveau des éperons plusieurs petits coagulum qui paraissent s'y être arrêtés. »

2° Obs. tirée des Mémoires de la Société de biologie, année 1855, t. II page 213, par le D' Charcot :

Infarctus multiples à la suite d'une endocardite ulcéreuse.

« *Foie*, volumineux, mou, renferme çà et là un certain nombre de *noyaux ou plaques fibrineuses* analogues à celui du rein et de la rate, mais moins bien délimités, ne consistant qu'en des espèces de taches. »

3° Obs. de Virchow, traduite pas Fritz (obs. 5 de la thèse de M. Vast). Endocardite puerpérale.

Elle contient seulement cette phrase :

« Un grand nombre d'organes (reins, rate, foie, yeux), contenaient des foyers métastatiques, tous traversés par une artère dans laquelle on retrouvait les débris de la valvule. »

4° Obs. de mon collège M. Leroy, publiée dans la thèse de M. Pelvet (thèse de Paris, 1867, p. 41).

Endocardite ulcéreuse et anévrysme partiel du cœur.

Infarctus de la rate.

« Dans le foie, sur la face convexe, non loin du bord tranchant, plaque noire, grande comme une pièce de 5 francs et légèrement déprimée ; à la coupe, tissu noir semé de quelques points jaunes sur l'épaisseur de 1 cent.; sa consistance est augmentée en ce point. »

5° MM. Prévost et Cotard ont fait quelquefois pénétrer des graines de tabac dans l'artère hépatique du chien, et ils ont vu deux fois se produire (exp. 10 et 11) plusieurs taches pâles disseminées, à bords mal délimités, présentant parfois un pointillé rouge à leur centre ; ces taches semblaient correspondre aux artères oblitérées.

Enfin je reproduis en partie une observation extrèmement intéressante de M. Vulpian, et qui tendrait à prouver que des lésions analogues aux infarctus, peuvent se produire dans le foie à la suite d'une oblitération de la veine-porte. J'abrége ce qui n'a pas directement rapport au foie.

OSERVATION VII,

Par M. Vulpian, (tirée de *l'Union médicale* 1866, n° 27, p. 417).

Mme B..., âgée de 68 ans, affectée de démence sénile, passe à l'infirmerie de la Salpêtrière, le 27 novembre 1865, pour être ponctionnée d'une ascite.

1re ponction, le 30 novembre; on extrait 14 litres de sérosité.

2e ponction, le 20 décembre,   id.   15 litres.

3e ponction, le 9 janvier,   id.   15 litres.

Mort, le 14 janvier 1866.

Le foie est cirrhosé seulement dans une petite partie; mais il présente dans son épaisseur un certain nombre de foyers de ramollissement formés d'une boue rougeâtre. Toutes les divisions de la veine porte hépatique sont gonflées et oblitérées par une matière caséeuse, grisâtre et semblable à de la fibrine dans les gros troncs, devenant rouge dans les rameaux les plus fins. Cette substance cesse d'exister à l'endroit même où la veine splénique se réunit à la veine mésentérique. Ces deux dernières veines ont leur cavité entièrement libre.

Examinée au microscope cette substance est composée de cellules hépatiques ramollies en dégénérescence graisseuse; elles sont d'autant plus altérées qu'on s'éloigne plus du foie, et dans les grands rameaux on n'aperçoit plus que quelques noyaux et des granulations.

Par suite du ramollissement du foie, les éléments hépatiques s'étaient fait jour sans doute dans les ramuscules de la veine porte jusqu'à son tronc.

Ces îlots hépathiques en voie de ramollissement donnaient l'idée d'une altération analogue à celle des *infartus viscéraux*, mais il est impossible de décider de la valeur de ce rapprochement, car l'artère hépatique n'a pas été examinée.

Le cœur n'offrait que des incrustations calcaires de la valvule mitrale et l'aorte était saine.

§ 2. *Infarctus des yeux.*

On a parlé souvent des cécités subites, observées dans le cours des affections cardiaques, de l'endocardite ulcéreuse en

particulier ; on les expliquait par l'embolie de l'artère ophtalmique. Certaines ophtalmies purulentes à évolution rapide
(Virchow, Lancereaux, Vast), ont été attribuées à cette même
cause. Je reproduis, de souvenir, une observation qui m'a
beaucoup frappé pendant mon internat à l'Hôtel-Dieu de Rennes, et qui présente réunies plusieurs complications graves du
rhumatisme articulaire aigu ; savoir : endocardite, méningite
et double ophtalmie purulente :

Observation VIII.

M. X..., âgé de 25 à 30 ans, est soigné dans le service de la Clinique médicale de Rennes, pour un rhumatisme articulaire aigu du
genou droit. Ce rhumatisme mono-articulaire, accompagné d'une
douleur très-vive avec gonflement et rougeur de l'articulation, fut
traité par les vésicatoires appliqués sur le genou. Au bout de peu de
jours l'état général s'aggrava considérablement. Cette aggravation
avait pour cause l'apparition d'une endo-péricardite révélée par
des bruits de frottement et un souffle râpeux.

En outre, il survint bientôt une méningite aiguë suivie elle-même
d'une ophtalmie d'une étrange nature. Le champ pupillaire prit une
teinte lactée, jaunâtre ; les deux yeux furent ainsi atteints successivement et à très-peu d'intervalle. Toutes ces complications amenè-
rent la mort en peu de temps. Notre maître regretté, le Dr Pineau,
nous faisait remarquer l'envahissement successif par le vice rhumatismal des tissus fibreux et séreux du genou, puis du cœur (péricarde et endocarde), puis des méninges, puis des membranes de l'œil ;
il faisait observer en outre que ces complications reconnaissaient
bien pour cause la diathèse rhumatismale et non le mode de traitement par le sulfate de quinine ou l'azotate de potasse, puisque ces
substances n'avaient pas été employées.

L'autopsie fut faite : Péricardite intense avec nombreuses fausses
membranes. Endocarde rouge et ulcéré surtout dans le ventricule
gauche, au niveau des valvules sigmoïdes de l'aorte et de la valvule
mitrale. Ces valvules sont en outre couvertes de végétations semblables à des choux-fleurs et entourées d'un liquide blanc crémeux qui
nous sembla être du pus.

Rougeur vive de la pie-mère avec suffusion plastique abondante.

Les deux globes oculaires sont pleins de pus. Liquide louche, blanchâtre dans l'articulation du genou droit.

Pas d'abcès métastatiques dans le poumon et dans le foie.

Nous savons que du pus peut se former autour des infarctus ; ces ophtalmies purulentes peuvent donc en être rapprochées ; mais on a rarement songé à constater l'oblitération embolique de l'artère ophtalmique.

L'infarctus des yeux peut se présenter à l'examen ophtalmoscopique ou nécroscopique sous forme de plaques blanches qui siégent au fond de l'œil. Dans l'obs. 5 déjà citée de la thèse de M. Vast, empruntée à Virchow, une ouvrière de 34 ans atteinte d'une endocardite puerpérale qui avait déterminé des infarctus métastatiques des reins, de la rate et du foie, avait présenté pendant la vie des troubles de la vision avec larmoiement et légère ophtalmie. Après la mort, on trouva : « dans les yeux, des foyers qui siégeaient entre la rétine et la choroïde et avaient été le point de départ d'une ophtalmie interne généralisée. »

MM. Prévost et Cotard ont une fois déterminé la cécité chez un chien, immédiatement après une injection de graines de tabac dans la carotide gauche (exp. 8), mais ils n'ont pas songé à examiner les lésions après la mort.

Je passerai complétement sous silence les infarctus de la peau, des os, des glandes lymphatiques qui sont encore moins connus et moins prouvés que les précédents.

CHAPITRE VII

DES INFARCTUS DU POUMON.

L'embolie pulmonaire attira tout d'abord l'attention des observateurs. Virchow venait de démontrer expérimentalement que des corps étrangers, des débris de caillots par exemple, pouvaient remonter par les veines jusque dans le cœur droit, puis aller former des oblitérations dans les rameaux de l'artère pulmonaire. On vit bientôt surgir des travaux nombreux et importants sur ce sujet. Je citerai seulement ceux de Hecker (1857), Klinger (1857), Charcot et Ball (1858), de Buman (1858), Dumont-Pallier (1859), Lancereaux (1861, 1862), Ball (thèse de 1862); ces auteurs s'attachèrent surtout à étudier les effets primitifs des embolies pulmonaires, et cherchèrent dans cette cause l'explication des morts subites, des phénomènes asphyxiques qu'on observe quelquefois chez les nouvelles accouchées et dans les cas de phlegmasia alba-dolens ou de phlébite oblitérante; à peine s'occupèrent-ils incidemment des phénomènes secondaires tels que la gangrène pulmonaire ou les infarctus. Aujourd'hui même on peut dire que l'histoire des infarctus pulmonaires est à peine ébauchée; cette histoire soulève une foule de questions intéressantes mais très-difficiles à résoudre. L'oblitération des branches de l'artère pulmonaire peut-elle donner lieu dans certains cas à la gangrène ou à l'infarctus pulmonaire? Comment cela peut-il se faire puisque cette artère qui ne contient que du sang veineux n'est point l'artère nourricière des poumons? Ces altérations anatomiques ne trouveraient-elles pas une explication plus logique dans l'obstruction des artères bronchiques? Existe-t-il toujours des différences entre la lésion de l'apoplexie pulmonaire infiltrée de Laënnec et les infarctus sanguins, entre les abcès métastatiques et les infarctus purulents? Tous ces problèmes importants attendent encore une solution et nous ne sommes malheureusement pas en mesure de la donner. Tout ce que nous pouvons faire c'est de rassembler quelques matériaux solides qui pourront servir de base plus tard à cette étude intéressante. Les observations d'infarctus pulmonaires qui ont été publiées sont encore assez rares et presque toutes sont très-incomplètes : c'est à peine si l'on donne quelques détails sur les lésions pulmonaires elles-mêmes et il est bien rare que l'état des artères pulmonaires et surtout des artères bronchiques soit noté.

Cependant il faut excepter une observation très-intéressante et très-complète, publiée par MM. Vulpian et Charcot dans la *Gazette Médicale de Paris* 1861, n° 28. Il s'agit d'un homme jeune, qui, après de grandes fatigues, tomba dans un état typhoïde adynamique grave. Se fondant sur la présence d'un bruit de souffle rude au cœur, accompagnant d'abord le premier bruit puis devenu double au bout de quelques jours, et plus marqué au second bruit, ces habiles observateurs songèrent à la possibilité d'une affection ulcéreuse de l'endocarde, à forme typhoïde. L'autopsie vérifia pleinement leur diagnostic : l'une des valves de la valvule tricuspide était ulcérée, perforée et recouverte d'une quantité de petites végétations fibrineuses. Cette lésion expliquait donc parfaitement le double bruit de souffle perçu pendant la vie ; elle expliquait aussi les noyaux métastatiques purulents dont étaient farcis les deux poumons. Enfin « dans un très-grand nombre de points on remarquait des canaux pleins d'une matière blanche jaunâtre, formée de fibrine contenant d'innombrables globules de pus. Ces canaux sont ramifiés et semblent appartenir au système de l'artère pulmonaire. » Donc ils ont constaté également l'oblitération ; mais les artères bronchiques n'ont pas été examinées. Ce malade n'était pas tuberculeux, et malgré leur apparence il serait difficile de rapporter ces petits abcès à l'infection purulente ; car on n'a pas constaté chez ce jeune homme les causes ordinaires de la pyohémie. L'explication fournie par l'endocardite ulcéreuse est beaucoup plus naturelle, et parfaitement en rapport avec ce qui a déjà été observé dans cette curieuse affection ; l'apparence typhoïde est la même, les lésions consécutives sont aussi semblables, seulement les poumons sont le siége des infarctus puisque c'est le cœur droit qui lance les embolies.

L'endocardite ulcéreuse de la valvule tricuspide est excessivement rare ; l'observation dont je viens de donner un résumé, représente, je crois, le premier fait de ce genre qui ait été signalé en France. J'en ai observé un second, très-analogue pendant mon internat à l'hôpital Cochin (service de M. Woillez, remplacé par M. Féréol) : l'une des valves de la tricuspide est rongée à son bord libre par une ulcération recouverte de granulations fibrineuses ; tout autour de la partie malade existent de nombreux petits vaisseaux de nouvelle formation. Voici d'ailleurs cette observation en détail :

OBSERVATION IX.

Endocardite ulcéreuse de la valvule tricuspide. Nombreux foyers sanguins et puriformes dans les poumons (infarctus).

Sartini (Gustave), âgé de 33 ans, cordonnier, entre à l'hôpital Cochin le 7 avril 1866.

Cet homme, robuste autrefois, paraît profondément débilité ; il est venu à pied à la consultation de l'hôpital, mais il se soutient à peine ; ses jambes tremblent, sa face est jaunâtre, terreuse, ses yeux excavés et ternes ; comme il n'a pas l'hébétude de la fièvre typhoïde, ce malade nous paraît à ce premier aspect, atteint d'une pneumonie grave adynamique. Il nous raconte qu'à la suite de violents chagrins il a contracté des habitudes d'ivrognerie et que depuis un an il a perdu l'appétit et a été souvent tourmenté par des idées de suicide. Il est gravement malade depuis huit jours et est resté sans aucun soin dans sa maison.

Le soir même du jour de son entrée ce malade est pris d'un délire gai qui a duré jusqu'à sa mort ; il dit qu'il est guéri, qu'il ne souffre plus et il chante. Voici le résultat de l'examen des signes physiques :

Sonorité de la poitrine un peu diminuée à droite en avant et à gauche en arrière.

Murmure respiratoire embarrassé mêlé de quelques râles vibrants et sous-crépitants.

Retentissement normal du bourdonnement vocal.

Crachats visqueux, bruns rougeâtres mêlés de stries de sang pur. Paralysie de la vessie.

Pouls battant 130 pulsations à la minute. Même état le lendemain. Pouls à 150.

Mort le 9 avril au soir.

Autopsie le 11 — Adhérences fibrineuses des deux poumons à la plèvre, plus nombreuses dans la plèvre gauche où existe un épanchement pleurétique peu considérable (un verre de sérosité).

La trachée et les bronches présentent une inflammation assez intense et sont remplies d'un mucus épais, abondant, jaunâtre, teinté de sang.

Les poumons sont volumineux et s'affaissent à peine; leur surface est marbrée de plaques brunes, lie de vin, recouvertes de pseudo-membranes flottantes. Ces plaques font saillie au-dessus de la surface pulmonaire et correspondent à des noyaux indurés du parenchyme du poumon; quelques-unes sont grisâtres, dures, avec une vive injection des vaisseaux périphériques; d'autres enfin correspondent à des foyers fluctuants. La coupe du poumon fait apercevoir, au milieu d'un tissu généralement congestionné, de nombreuses masses variant pour la grosseur, du volume d'une noisette à celui d'une noix, et pour la consistance, du sang concret à la fluidité purulente. Le poumon gauche contient une dizaine de ces masses morbides; le poumon droit en présente un peu plus. Presque toutes font saillie à la surface de la plèvre; cependant il en existe qui se sont développées dans la profondeur de l'organe; elles sont plus nombreuses vers les sommets du poumon.

Ces altérations très-diverses par leur volume, leur consistance et leur couleur, sont évidemment de même nature mais d'âge différent; on peut les ranger sous les quatre types suivants :

1° Gros noyaux durs, bruns, tout à fait semblables à des foyers d'apoplexie capillaire (infarctus sanguins).

2° Foyers ramollis contenant une bouillie couleur chocolat, entourés d'une espèce de fausse membrane.

3° Même altération présentant un magma grisâtre presque purulent au centre.

4° Collection ramollie ressemblant tout à fait à du véritable pus contenu dans un foyer tapissé aussi d'une fausse membrane.

Ce dernier type était le plus ordinaire ; malheureusement on n'a pas examiné au microscope cette matière puriforme.

Il n'existe pas de trace de granulations tuberculeuses dans le poumon ni dans les autres organes.

Le cœur est assez volumineux ; le péricarde n'est pas malade. On ne trouve rien de remarquable dans le cœur gauche ni dans l'aorte. Le ventricule droit contient un caillot jaune, semi-transparent se prolongeant un peu dans l'artère pulmonaire et dans l'oreillette droite. Les valvules semi-lunaires de l'artère pulmonaire sont saines ; il n'en est pas ainsi de la valvule tricuspide : une des valves de celle-ci paraît avoir été détruite, rongée en partie par une *ulcération granuleuse* qui occupe son bord libre et l'a découpé en croissant à concavité inférieure. L'ulcère est recouvert de nombreuses granulations extrêmement fines, et quelques-uns des tendons de la valvule sont eux-mêmes couverts de ces granulations jaunes ; enfin on observe sur la valvule quelques plaques jaunes, surtout dans le voisinage de l'ulcère ; l'une d'elles est plus volumineuse et entourée d'une fine injection vasculaire, très-nettement dessinée.

Le foie, la rate et les reins ne présentent aucune altération.

Ces deux observations nous offrent, comme lésions anatomiques et comme symptômes, les caractères types de l'endocardite ulcéreuse. La cause déterminante semble avoir été, dans les deux cas, la débilitation amenée par des fatigues excessives et des excès ; l'apparence morbide a été à peu près la même, un état typhoïde adynamique : seulement les symptômes pulmonaires ont été plus prononcés dans la deuxième observation ; enfin les lésions emboliques du poumon ont les plus grands rapports : cependant dans le fait que j'ai recueilli les infarctus semblent avoir des âges différents et présentent une évolution plus ou moins avancée qui permet de suivre pour ainsi dire pas à pas les transformations successives de ces altérations pathologiques. M. le professeur Vulpian a eu la complaisance de me communiquer une troisième observation, prise avec un soin minutieux, et qui complétera les renseignements que nous avons sur les infarctus pulmonaires. Dans cette

Lefeuvre. 8

observation la cause des embolies n'est plus l'endocardite ulcéreuse : celles-ci proviennent de la désagrégation d'un caillot ancien de l'auricule droit ou plus probablement d'un thrombus de la veine hypogastrique prolongé dans la veine iliaque ou même dans la veine cave inférieure.

OBSERVATION X.

Infarctus pulmonaires. — Caillots probablement emboliques dans l'artère pulmonaire. Caillots dans une veine hypogastrique et dans l'oreillette droite. Ancien ramollissement cérébral étendu du côté droit. Atrophie descendante de la protubérance et de la moelle.
(Observation recueillie par M. Hayem), interne du service.

L..... (Louise), 77 ans, cuisinière, entrée à l'infirmerie de la Salpêtrière, le 11 mars 1867.

Bonne santé antérieure ; réglée de 15 à 50 ans ; a eu sept enfants.

Il y a trois ans elle a eu un étourdissement brusque avec perte de connaissance au milieu d'une très-bonne santé apparente ; il est resté à la suite une hémiplégie gauche ; pas de perte de la mémoire ni de la parole.

Vue conservée.

Jambes enflées, surtout la gauche, depuis plus d'un mois.

La malade entre pour se faire purger ; elle a depuis quelques mois une constipation qu'elle attribue au régime de l'hôpital.

État actuel. Paralysie à peu près complète du bras gauche avec conservation de la sensibilité ; elle remue les doigts et peut fléchir légèrement l'avant-bras ; légère contracture ou mieux raideur ; pas de douleurs ; œdème de la main et de l'avant-bras, de ce côté seul.

— La face ne paraît pas nettement paralysée, mais la malade dit positivement que sa figure a été de travers.

Jambe gauche à peu près complétement paralysée avec sensibilité également conservée ; elle est très-œdematiée jusqu'à la hanche. La droite ne l'est guère qu'à sa partie inférieure.

Œdème de la paroi abdominale.

Déformation rachidienne sénile très-prononcée surtout dans la région cervicale. Perte de l'appétit depuis quinze jours avec constipation, langue blanche, goût amer de la bouche ; pas de nausées.

Rien à l'auscultation du cœur.

Le pouls est petit, très-rapide, difficile à compter (environ 140 pulsations). Les artères radiales sont petites et un peu flexueuses.

La malade s'affaiblit rapidement. Elle meurt brusquement, après avoir présenté pendant plusieurs jours des signes d'asphyxie lente, avec anasarque, le 12 avril 1867, à une heure du soir.

On n'a pu examiner l'urine.

Autopsie. Le 14 avril, à dix heures du matin.

Infiltration séreuse de tout le corps.

1° *Cavité cranienne.* Crâne épais ; pas de lésions de la dure-mère ; assez grande quantité de sérosité au-dessous de cette membrane. Les artères de la base sont remarquablement saines, si ce n'est la branche postérieure de la sylvienne droite, qui présente dans le fond de la scissure de Sylvius et dans une étendue de 2 à 3 centimètres, une teinte blanchâtre. Cette artère étant ouverte dans toute la longueur, on trouve un petit caillot cylindrique, n'occupant pas plus du quart du calibre, se terminant à l'éperon qui sépare les deux branches terminales de cette artère et adhérant à cet éperon et non au reste de la paroi. Ce caillot est gris blanchâtre, d'origine évidemment ancienne, ayant probablement obturé autrefois complétement le calibre et étant revenu peu à peu sur lui-même. — A ce niveau la paroi interne est un peu épaissie et plissée, mais pas de sclérose ni de plaques athéromateuses ou calcaires. Au microscope ce petit caillot présente un tissu vaguement fibreux, infiltré de gouttelettes graisseuses et offrant quelques granules pigmentaires, mais pas de cristaux d'hématoïdine ; — avec l'acide acétique, aspect fibreux plus net ; quelques petits noyaux allongés, pas de vaisseaux.

Dans l'hémisphère droit, ramollissement ancien avec atrophie complète des trois circonvolutions médianes de l'insula de Reil. En avant de cette partie on voit encore deux circonvolutions de cet insula qui sont saines, il en est de même de la circonvolution postérieure. Au niveau de ce ramollissement, les membranes sont épaissies, adhérentes, jaunâtres.

En arrière des circonvolutions postérieures saines de l'Insula, au fond de la scissure de Sylvius, autre foyer superficiel de ramollissement de 3 à 4 centimètres carrés, paraissant d'après ses caractères être contemporain du précédent. Il y a de même adhérence des circonvolutions avec teinte jaunâtre des membranes et des tissus sous-jacents. — La partie de la circonvolution marginale la plus voisine du foyer offre un ramollissement ancien, mais peu étendu, les autres circonvolutions de cet hémisphère sont saines.

Pas de lésions des circonvolutions de l'hémisphère gauche. Rien dans la couche optique ni dans les autres parties.

Le ramollissement étudié sur des coupes transverses se prolonge jusque dans le noyau intraventriculaire du corps strié, presque jusqu'à la limite interne de la couche optique.

Atrophie avec teinte jaunâtre demi-transparente d'une petite partie du pédoncule cérébral droit, près de son bord interne et dans toute sa longueur. Sur les coupes de la protubérance, pas d'atrophie manifeste. Atrophie de la pyramide antérieure du côté droit ; cette pyramide est plus étroite que celle du côté opposé, a une teinte grisâtre montrant cependant encore des parties blanches.

Moelle. Sur les coupes de la moelle à la région dorsale, teinte grisâtre de la partie du faisceau antéro-latéral gauche. Cette teinte grise forme comme un petit triangle à base située sous les membranes. Il diminue à mesure qu'on s'approche de la région lombaire.

Cavité thoracique.

Cœur. Grande quantité de caillots noirs dans ses diverses cavités. Dans l'auricule de l'oreillette droite, concrétions fibrineuses anciennes. La fibrine qui les constitue est grenue, caséeuse et n'a pas subi de transformation puriforme. Dans ce tronc de l'artère pulmonaire, au-dessus des valvules sigmoïdes, on trouve une coagulation ancienne non adhérente, ayant une apparence striée et feuilletée sur une de ses faces ; le centre de ce caillot est rouge noirâtre, ramolli, caséeux et tend à devenir puriforme sans présenter la teinte jaunâtre. Au-dessus de ce caillot qui présente 3 ou 4 centimètres de longueur et qui, vu son épaisseur, devait remplir l'artère presque complétement, se trouve un autre caillot ancien qui pénètre dans la branche droite de l'artère pulmonaire, qui a 3 centimètres de longueur, dont le centre est tout à fait ramolli mais non puriforme. Les caillots paraissent se prolonger dans un grand nombre de branches secondaires de l'artère pulmonaire.

Poumons. Dans les deux poumons on trouve plusieurs noyaux d'infarctus plus ou moins etendus, noirâtres, durs au toucher, presque tous placés sous la plèvre. Au niveau de l'un de ces infarctus souspleuraux, la plèvre présente une petite fausse membrane indiquant une irritation pleurétique.

Dans le poumon gauche, vers la partie postérieure, un infarctus dans une grande partie *est passé* à la suppuration. Tout le lobe supérieur de ce poumon est revenu sur lui-même, ratatiné, dur, dense, de consistance et d'aspect splénique. Sur une coupe il offre un aspect tout spécial et semble constitué par des lobules dont les uns sont le siége d'infarctus récents, les autres simplement congestionnés et perméables à l'air; les parties moyennes et profondes de ce lobe sont le siége d'une sorte de pneumonie embolique en voie de ramollissement : coloration gris jaunâtre, friabilité, aspect grenu; on y voit autour d'un gros noyau central ramolli, des infarctus à divers degrés d'altération, séparés les uns des autres par des parties relativement saines. Dans le reste de ce poumon sont un grand nombre d'infarctus, rouges, denses, ressemblant à des infiltrations apoplectiques, et tombant rapidement au fond de l'eau.

Poumon droit. Emphysème de tout le bord antérieur; quelques noyaux d'infarctus rouges, le long du bord postérieur et à la base, plongeant rapidement au fond de l'eau et paraissant plus récents que ceux de la partie centrale du poumon gauche; mais du même âge que ceux qui entourent, dans ce dernier poumon, cette sorte de pneumonie embolique.

Branches de l'artère pulmonaire. Le caillot trouvé dans la branche droite de l'artère pulmonaire ne remplit pas tout le calibre de ce vaisseau; il n'est nullement adhérent. Il est ramolli au centre et dur à la circonférence.

De ce côté, en poursuivant les branches de l'artère pulmonaire, on les trouve oblitérées par des caillots rouges, au niveau des infarctus seulement.

Le caillot de l'artère pulmonaire gauche paraît plus récent que celui du côté droit; mais il occupe tout le calibre de ce vaisseau et se prolonge dans toutes les branches qui correspondent au foyer ramolli décrit plus haut. La plupart des branches du lobe supérieur sont également remplies de caillots. Dans les autres parties du poumon on trouve d'autres branches oblitérées qui correspondent aux noyaux d'infarctus. En cherchant avec soin, on peut voir qu'à chaque infarctus correspond une branche oblitérée d'un calibre assez considérable.

En étudiant les caillots on voit qu'un certain nombre d'entre eux adhèrent assez fortement à la paroi interne de l'artère; mais il est acile de les détacher sans entraîner cette paroi. La plupart de ces caillots sont rouges, foncés au niveau des branches artérielles, rosés et denses au niveau des éperons vasculaires. Ceux qui correspondent aux parties ramollies ou friables du poumon gauche sont non-seulement très-adhérents à la paroi interne, mais cassants et en certains points un peu caséeux.

La paroi interne de l'artère pulmonaire et de ses branches a tantôt un aspect parfaitement sain, tantôt un aspect un peu terne, jaunâtre, ou une coloration lie de vin due à de l'imbibition sanguine. Cette paroi examinée sur des coupes transversales des vaisseaux ou sur des lambeaux arrachés à l'aide de pinces, ne présente réellement aucune altération notable. Partout on la trouve infiltrée de granulations moléculaires, les unes grisâtres, les autres orangées ou même rouges; on ne voit que des débris douteux de cellules épithéliales, mais il n'y a pas de solution de continuité ni d'épaississement notable, ni de multiplication des éléments cellulaires. Le reste de la paroi artérielle ne présente aussi qu'une sorte d'imbibition par un sérum coloré en rouge. On voit en quelques points des amas de granules graisseux, mais sans rapport avec les éléments eux-mêmes.

L'examen des caillots sanguins montre que les plus anciens sont sans doute les suivants :

1° Celui de la la branche droite de l'artère pulmonaire ;

2° Celui de l'artère pulmonaire elle-même;

3° Les parties rosées ou grisâtres qui se trouvent au niveau des éperons vasculaires du poumon gauche;

4° Ceux de l'auricule droite.

On ne peut pas dire au juste quel est leur âge relatif, d'autant plus que plusieurs de ces caillots ont pu se former en même temps; mais celui de l'artère pulmonaire droite, qui était mou, friable et caséeux à l'intérieur, paraissait plus ancien que les caillots (n₀ 4). On y voit (n° 1) à un degré plus marqué que dans tous les autres, et dans les couches externes, une fibrine dense, compacte, d'aspect fibrillaire contenant dans ses mailles des globules blancs infiltrés de granules graisseux; quelques-uns offrent l'aspect de corps granuleux; en quelques points on voit des éléments vaguement conjonctifs qui ne disparaissent pas par l'acide acétique. Les parties blanches, feuilletées du caillot de l'artère pulmonaire offrent à peu près le même aspect, etc.

Le cœur gauche ne présente pas d'altération sensible; les cavités cardiaques sont toutes un peu dilatées. L'aorte ne présente pas d'altération notable dans ses premières parties; sa membrane interne se détache facilement, mais au microscope on n'y voit que de l'imbibition. Avant sa bifurcation en iliaques primitives, l'aorte devient sinueuse et sa paroi externe est finement vascularisée ; la paroi interne est boursouflée.

Ces caractères se retrouvent sur les iliaques, hypogastriques et crurales ; ils paraissent dus à un premier degré d'artérite

Les veines crurales sont libres (du côté droit on a ouvert toute la crurale jusqu'au creux poplité) ; mais plusieurs veines du bassin et des parois abdominales sont oblitérées. Les veines iliaques, la veine cave inférieure sont complétement libres ; mais *la veine hypogastrique* du côté droit contient, à cheval sur une valvule (ou un éperon veineux, car on voit les deux, la valvule et la bifurcation de la veine), un caillot dense, un peu ramolli à l'intérieur. Ce caillot est entouré de sang récemment coagulé. Dans sa couche la plus externe, grisâtre, il offre une structure analogue à celle des caillots les plus denses de l'artère pulmonaire.

3° *Cavité abdominale.* Reins durs, un peu tuméfiés ; aspect trouble et hypérémie de la substance corticale (1er degré de néphrite albumineuse).

Rate, petite, dense, à surface de coupe lisse et très-ferme.

Foie petit, d'aspect muscade ; à la surface quelques veines dilatées qui rampent immédiatement au-dessous de la capsule de Glisson et viennent rejoindre le ligament suspenseur.

Vésicule du fiel, revenue sur elle-même, appliquée sur un calcul unique de la grosseur d'une noisette.

Canal cystique oblitéré.

Utérus. Col hypertrophié. Annexes très-atrophiés avec traces de pelvi-péritonite double ancienne.

Réflexion. En somme, en y réfléchissant bien, je crois que ces caillots sont de nature embolique, et de plus que ces embolies proviennent non de l'auricule mais des veines. Aux caillots emboliques sont venues s'adjoindre en certains points des coagulations sur place. On trouve en effet dans l'histoire de la malade un œdème déjà ancien des membres inférieurs ; et à l'autopsie un caillot ancien de la veine hypogastrique droite.

On peut donc croire que la veine cave a été oblitérée à un moment par un caillot prolongé, et que ce caillot après avoir lancé des embolies dans les branches de l'artère pulmonaire, la gauche surtout, s'est détaché lui-même pour venir oblitérer l'artère pulmonaire. L'aspect de ce dernier caillot est en rapport avec cette hypothèse.

Si j'avais, d'après ces trois observations, à composer l'histoire des infarctus pulmonaires, voici quelle elle serait en résumé :

Les infarctus pulmonaires s'observent à la suite de l'oblitération des divisions de l'artère pulmonaire ; cette oblitération peut avoir lieu par thrombose ou par embolie ; l'endocardite ulcéreuse du cœur droit, des caillots anciens granuleux formés dans ce cœur droit, ou dans le système veineux général peuvent en être la cause.

Les infarctus pulmonaires siégent habituellement à la périplérie, directement sous la plèvre ; leur volume varie du volume d'une lentille à celui d'un œuf de pigeon ; ils sont d'abord rouges, sanguins et très-semblables à un noyau d'apoplexie capillaire ; plus tard leur coupe est grenue comme l'hépatisation rouge ; plus tard encore leur centre se ramollit et ils se transforment en une bouillie chocolat, entourée d'une espèce de pseudo-membrane ; enfin ils se changent en véritable abcès contenant des globules purulents et des corps pyoïdes.

On pense que ces lésions peuvent guérir quand elles sont peu nombreuses ; elles prennent alors une apparence caséeuse de pus concret isolé par un kyste fibreux ; c'est-à-dire que cette guérison a lieu de la même manière que pour certaines autres productions pathologiques des poumons, les tubercules, par exemple ; aussi à cette période ultime il est très-difficile de reconnaître la nature de l'altération pathologique.

Un certain nombre de faits bien observés tendent à prouver que la gangrène pulmonaire circonscrite peut être quelquefois la conséquence d'une oblitération pulmonaire. La question est de savoir dans ce cas si le caillot qui obstrue l'artère du lobule pulmonaire mortifié a été la cause ou s'il n'a été qu'une conséquence du sphacèle ; cette question est insoluble dans la plupart des cas, par exemple dans notre (observation ii). Il faudrait pouvoir démontrer que l'oblitération de l'artère pulmonaire est l'effet d'une embolie manifeste. On voit que, dans ces hypothèses, l'artère pulmonaire jouerait par rapport aux poumons le même rôle que les artères splénique ou rénale par rapport à ces organes. La présence de l'air dans les poumons donnerait seulement lieu à une gangrène plus fréquente. Cependant les artères bronchiques ne paraissent pas être dépourvues de toute influence sur la production des infarctus pulmonaires. Dans les injections oblitérantes pratiquées sur les animaux par Cohn, par mes collègues Prévost et Cotard et par moi-même, on a remarqué sur les poumons la formation de petits foyers sanguins, qui pouvaient provenir de l'embolie des artères bronchiques ; malheureusement le fait n'a pas été constaté. Je crois que l'expérimentation sur les animaux est pour ce genre d'étude une voie féconde en découvertes certaines.

CONCLUSIONS

Ce travail est basé : 1° sur des recherches faites dans les ouvrages qui ont un rapport direct ou indirect avec mon sujet; et surtout sur l'examen critique de la plupart des observations qu'ils renferment; 2° sur un certain nombre d'observations, presque toutes inédites, recueillies avec le plus grand soin et avec les détails nécessaires par MM. Vulpian, Magnan et Bouchereau et par moi-même; 3° sur des expériences pratiquées sur les animaux.

Je me suis proposé, en l'entreprenant, deux buts principaux :

1° Tracer l'histoire générale de la lésion anatomique appelée *infarctus*, comme on l'a fait pour le tubercule, le cancer, etc. C'est-à-dire, réunir sous un même titre les documents nombreux quoique incomplets qu'on trouve disséminés dans différents ouvrages spéciaux sur l'embolie, l'endocardite ulcéreuse, les ramollissements du cerveau, la gangrène spontanée etc., etc.

La science des infarctus n'étant malheureusement pas assez avancée pour me permettre de réaliser ce plan général, souvent je n'ai pu qu'indiquer des cadres (infarctus du foie, des yeux, du poumon, etc.) dans lesquels j'ai groupé mes matériaux insuffisants, matériaux choisis qui, je l'espère, auront leur utilité plus tard.

2° Mon second but a été d'éclairer, autant qu'il m'a été possible par mes observations et mes expériences, quelques-unes des nombreuses obscurités que j'avais signalées dans cette histoire. Mes recherches ont porté principalement sur la pathogénie des infarctus : j'ai constaté par moi-même la nature des phénomènes initiaux des infarctus, sujet très-controversé; et j'ai essayé ensuite de donner une explication physiologique de ces phénomènes.

Je suis arrivé aux conclusions suivantes :

I. *Rate.* — L'oblitération d'une ou plusieurs artérioles de la rate, est presque immédiatement suivie chez le chien *d'une tuméfaction violacée* de tout le parenchyme correspondant, sans hyperémie collatérale, sans anémie centrale; phénomène qu'on doit expliquer par la paralysie des vaisseaux et des fibres musculaires de l'organe sous l'influence de la stase veineuse, et par le reflux du sang de la veine splénique dans ces vaisseaux paralysés.

II. *Reins.* — L'infarctus du rein, chez le chien, est *rouge* également à son début et pour la même cause, c'est-à-dire la stase veineuse et la paralysie vasculaire; mais il ne présente pas de tuméfaction notable, parce que le rein n'est pas un organe contractile comme la rate; il y a donc à peine reflux du sang veineux.

III. *Intestins.* — Dans l'intestin il y a d'abord anémie de l'anse qui correspond aux artères oblitérées, puis fluxion collatérale par les anastomoses, et si cette fluxion est insuffisante, *stase veineuse et coloration livide* de l'intestin bientôt suivie du ramollissement et de la gangrène.

IV. La similitude parfaite des infarctus de l'homme, avec les lésions produites chez les chiens par l'oblitération artificielle de certaines artères, fait présumer que les phénomènes initiaux sont les mêmes dans les deux cas.

V. L'extravasation sanguine, les dépôts de fibrine ou de lymphe dite organisable peuvent se rencontrer au sein des infarctus, dont ils ne sont qu'un accident.

VI. L'infarctus est suffisamment caractérisé par la mortification d'un tissu, privé des éléments de la nutrition par un arrêt de la circulation artérielle, peut-être aussi par une throm-

bose veineuse ou une paralysie localisée des nerfs vaso-mo-
eurs.

VII. Quels que soient les phénomènes initiaux, les transformations consécutives sont les mêmes et constituent le processus
nécrobiotique pour les viscères pleins des grandes cavités séreuses, la gangrène pour les intestins, les membres et quelquefois les poumons qui sont au contact de l'air extérieur.

VIII. J'ai rapporté enfin un fait excessivement rare de
gangrène développée dans des infarctus de la rate (obs. I);
j'ai attribué cette gangrène exceptionnelle non au volume de
l'infarctus, mais à l'isolement du tissu mortifié et à sa sépa-
ration rapide du tissu sain, par une couche de pus.

Ces conclusions sont le résumé de la partie véritablement
originale de mon travail. Je regrette que le temps ne m'ait
pas permis de tirer plus de profit des documents importants
qu'on a bien voulu me confier; je désire vivement que d'autres
ouvriers plus habiles se présentent pour mettre en œuvre ces
matériaux à peine dégrossis.

INDEX BIBLIOGRAPHIQUE

Morgagni. — De sedibus et causis morborum. Rate, IV, 24.
— IV, 30. — XXXV, 11, etc. — Reins couverts de
cicatrices, XL, 21. — XLII, 39. — XLII, 39.
« Renes ipsi qui non ita multa pinguedine erant ex-
« terius prædditi, eadem inter papillas ea copia *farcti*
« *erant*, ut majorem non meminerim. » L'artère rénale contenait dans ce cas des squames osseuses
dans son intérieur.

Rayer. — (Traité des maladies des reins) t. II, p. 73, et atlas.
pl. V., fig. 2, 5, 6 et 7. 1840.

J. Cruveilhier. — Traité d'anatomie pathologique générale,
t. IV. p. 227 et 826. 1846.

Barth. — Exposé des titres pour la chaire d'anat. path. 1867.

Burrows. — Méd. chir. trans., t. XXV, 309.

Jackson. — Méd. chir. trans. p. 280.

Hodgkin. — Ibid. p. 281 et t. XXVII. p. 106, 111, 112. On a
particular dérangement of the spleen. In. med. chir.
trans. vol. XXIX. London 1846.

Charcot. — Mém. soc. biol. 1851, p. 189.

Senhouse-Kirke. — Med. chir. trans., t. XXXV. Arch. gén.
méd. 1853, p. 305.

Charcot. — Mém. soc. biol. 1854, p. 301.

Virchow. — Gesam. abh. zur Wissenschaftlichen médecin.
Francfort-sur-le-Mein. in-8°, VIII, 1856.

Schutzemberger. — Gaz. méd. de Strasbourg. 1856.

Bamberger. — Lehrbuch der krankh. des herzens. Wien, p. 164. 1857.

Van-der-Byl. — Edin. med. and surg. journ., april 1858.

Thurnam. — Med. chir. trans., t. XXI. London, p. 250. 1858.

Bechmann. — Fall von capill. embolie. 1860.

Cohn. — Klinik der embolie. 1860.

Rokitansky. — Lehrbuch der path. anat., t. III, p. 77. 1861.

Friedreich. — Die krankh. des herzens. In Virchow's Handbuch. 1861.

Meissner. — Schmidt's Jahrbücher. t. CIX, p. 89. 1861.

Charcot et Vulpian. — Gaz. méd. de Paris, p. 386 et 428. 1862.

Ball. — Des embolies pulmonaires, thèse de Paris. 1862.

Lemarchand. — Des oblitérations artérielles. Thèse de Paris. 1862.

Lancereaux. — De la thrombose et de l'embolie cérébrale, thèse de Paris. 1862.

Lancereaux. — Gaz. méd. de Paris, p. 643. 1862.

E. Wagner. — Arch. der Heilkunde, t. III. 1862.

Bucqyoy. — Des concrétions sanguines. Thèse pour l'agrégation. 1863.

Panum. — Experimentelle Untersuchungen zur Physiologie und Pathologie der embolie, transfusion, etc. Berlin. 1864.

Hermann. — Des lésions viscérales, suite d'embolie. Thèse de Strasbourg. 1864.

Vast. — De l'endocardite ulcéreuse. Thèse de Paris. 1864.

O. Weber. — Journ. de chir. de Pitha et Billroth, p. 97. 1865.

Fœrster. — Speciell. path. anat. 2ᵉ édit. 1865.

Duguet et Hayem. — Bull. soc. biol. Paris. 1865.

Cornil. — Bull. soc. anat., p. 31. 1865.

Debest de Lacrouzille. — Bull. soc. anat. p. 79. 1865.

Prévost et Cotard. — Études physiologiques et pathologiques sur le ramollissement cérébral. Gaz. méd. Paris. 1866.

Prévost et Cotard. — Gaz. méd. Paris, p. 103. 1866.

Ball. — Du rhumatisme viscéral. Thèse d'agrégation. 1866.

Martineau. — Des endocardites. Thèse d'agrégation. 1866.

Proust. — Du ramollissement cérébral. Thèse d'agrégation. 1866.

Vulpian. — Union médic., p. 417. 1866.

Leroy. — Observ. citée dans la thèse de Pelvet, p. 41. 1867.

LÉGENDE EXPLICATIVE

DE LA PLANCHE LITHOGRAPHIÉE.

Fig. 1. — Rate d'une jeune femme morte d'endocardite
ulcéreuse.
   a. — Infarctus jaune, fibrineux.
   b. — Hyperémie collatérale et vaisseaux de nouvelle
formation.
   c. — Cavité des infarctus gangréneux contenant un
liquide puriforme et des bourbillons noirs.
   d. — Bourbillons noirs gangréneux.
   e. — Artère splénique.
   f. — Caillots oblitérateurs emboliques terminés en
pointe.

Fig. 2. — Coupe de la même rate au niveau de l'infarctus
jaune.
   a. — Coupe de l'infarctus.
   b. — Hyperémie collatérale profonde et vaisseaux de
nouvelle formation pénétrant dans l'infarctus.
   c. — Cavité d'un autre foyer gangréneux situé sur la
face externe de l'organe.
   d. — Orifices vasculaires et autres traces de la trame
splénique conservées au milieu de l'infarctus.

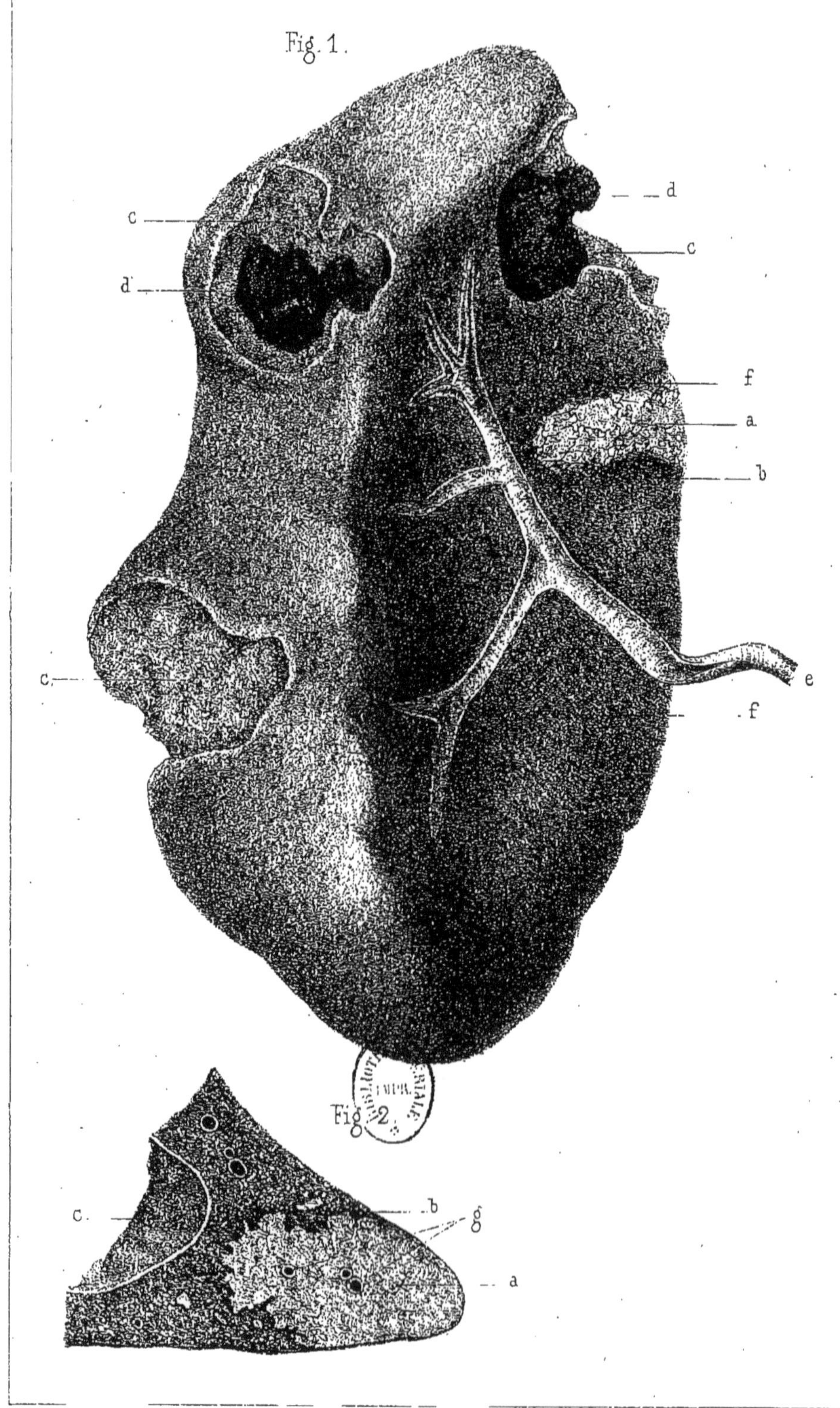

Lefeuvre del.   Imp. Becquet, Paris.   Lackerbauer l.

Lefeuvre.   9

DEUXIÈME PARTIE.

DES INFARCTUS CONSIDÉRÉS EN PARTICULIER DANS LES PRINCIPAUX VISCÈRES.

A. PARENT, imprimeur de la Faculté de Médecine, rue Mr-le-Prince, 31.

www.ingramcontent.com/pod-product-compliance
Ingram Content Group UK Ltd.
Pitfield, Milton Keynes, MK11 3LW, UK
UKHW021228140726
13695UKWH00002B/828